Trager France (Éd.)
Maurice Kriegel

Le Chemin de la Sensation

Trager France (Éd.)
Maurice Kriegel

Le Chemin de la Sensation

La légèreté du corps par la méthode du Docteur Trager

Éditions Vie

Imprint

Cover image: Fourni par l'auteur

Publisher:
Éditions Vie
is a trademark of
International Book Market Service Ltd., member of OmniScriptum Publishing Group
17 Meldrum Street, Beau Bassin 71504, Mauritius

Printed at: see last page
ISBN: 978-3-330-72163-0

La calligraphie chinoise réalisée par Al Chung-liang Huang et qui sert de logo au Trager signifie « un nuage qui danse »

Sommaire

Introduction

Milton Trager nous a quittés en janvier 1997, à l'âge de 89 ans. Il nous a laissé la méthode qu'il a découverte. Une méthode toute fondée dans l'intuition, une méthode simple qui écoute le corps dans les sensations : rien de plus simple que de poser simplement les mains et de sentir ce qui vient, ce qui demande à venir. Mais aussi une méthode tellement exigeante et dépouillée que nul ne saurait prétendre en avoir un savoir définitif, comme on connaîtrait une recette qu'il n'y a qu'à appliquer. La recette précisément serait de faire tellement simple, tellement dans l'écoute et le ressenti, que cela devient plutôt un chemin de recherche transformant et bouleversant. Un peu comme ces chemins que vénèrent les Orientaux qui accordent tant d'importance à la méditation.

Mais le mot méthode lui-même ne signifie-t-il pas étymologiquement qu'il faut prendre le chemin ? Milton Trager a utilisé aussi le mot "approche" parce que ce qui compte c'est d'être en chemin et d'avancer, sans prétendre maîtriser tout ce qui se passe par une théorie appropriée. Il ne nous a pas laissé une théorie de ce qui se passe dans le corps, il nous a invités simplement à ressentir ce qu'il ressentait. Ainsi une présentation de la "Méthode Trager" n'est pas une description de mouvements techniques, de recettes précises à appliquer. Elle n'est pas non plus la révélation d'un nouveau savoir plus ou moins ésotérique sur le corps, ses parties, son fonctionnement ou ses mécanismes subtils. Présenter le Trager, ce sera plutôt montrer ce qu'ont été les intuitions et les découvertes de Milton Trager, à travers sa vie. Puis décrire concrètement sous quelles formes se présente ce travail corporel Trager. Enfin permettre d'apercevoir ce que peut apporter un tel travail : ici rien ne vaut l'expérience directe et dans une présentation nous ne pouvons guère faire appel qu'au témoignage. Tout le monde connaît le sens des mots relaxation, lâcher prise, mais combien connaissent réellement ce que pourrait être pour eux la sensation que ces mots désignent ?

La méthode Trager porte le nom de son inventeur, Milton Trager. Ceci n'est pas anodin, car rarement une méthode aura été autant liée à la démarche personnelle, à l'intuition exceptionnelle d'un homme. Et ceux qui s'intéressent à cette méthode peuvent remarquer que dès son principe, à son origine, tout est affaire d'intuition, de ressenti, de "feeling". L'histoire, la vie de Milton Trager est celle du développement non pas d'une idée, d'une théorie, mais d'une expérience : celle que le jeune Milton fait de son propre corps, expérience d'une écoute, d'une intuition de son propre corps, qui se développera tout au long de sa vie et deviendra une écoute du corps des autres, une expérience de communication par le toucher, et une prise de conscience nouvelle de la relation entre le corps et l'esprit.

Parler de la méthode Trager, c'est renvoyer à une expérience, à une sensation. Mais les mots ne donnent pas l'expérience de la sensation elle-même. Comme disait Milton Trager : "Est-ce que je peux vous donner la sensation du goût d'une papaye avec des mots si vous n'en avez jamais eu l'expérience ?". Une sensation nouvelle se communique lors d'une séance Trager. Milton Trager disait que ce ressenti s'attrape comme un virus. Quand on y regarde de plus près, on voit que ceux qui pratiquent le Trager ont tous reçu ce virus par la grâce d'un toucher qui leur a suggéré un état de bien-être et de relâchement au-delà de ce que leur conscience pouvait produire ou espérer. Mais un tel toucher qui "parle aux muscles" n'est possible que si celui qui touche a lui-même en quelque sorte "quelque chose à dire", si dans son propre corps il a été éveillé à un état d'être où commencent à revivre même nos tensions inconscientes. D'où vient la méthode Trager ? Qui a été Milton Trager pour trouver ainsi par lui-même les chemins de cet inconscient-là ?

1.

LA VIE DE MILTON TRAGER 1908-1997

L'intérêt de Milton Trager pour le corps trouve sans doute son point de départ dès ses premières années d'enfance à Chicago. Milton Traeger est né en 1908 dans une famille modeste d'immigrants juifs polonais - son père est un habile tailleur -. Enfant physiquement plutôt fragile - souffrant d'allergies, le climat de Chicago n'est pas le meilleur pour sa santé -, il n'en est pas moins attiré par les exercices physiques, volontiers entraîné par ses frères aînés. Avec eux il passe le meilleur de son temps à des activités où il exerce son corps et développe son agilité. Leur jeu c'est d'aller squatter la piscine de l'hôtel d'à côté, ou d'enchaîner les cabrioles sur un vieux matelas récupéré. Tout cela est plus motivant que l'école où les résultats de Milton sont plutôt médiocres. Il arrête les études vers 14 ans et tâche de contribuer au budget de la famille en prenant les petits travaux qu'il trouve dans le voisinage : faire des courses, des travaux de nettoyage, porter les journaux.

Il y a près de chez lui une salle de spectacle, et un jour, traînant par là, il trouve l'occasion de rendre service aux machinistes : il fait apprécier son agilité en grimpant dans les décors et rideaux pour aider à la manœuvre en faisant contrepoids de son corps. Le voilà vite adopté, et il est fasciné par ce monde de la scène si différent de l'univers familial. Il admire les danseurs et acrobates et il s'entraîne après les spectacles avec son frère Sam, tâchant de refaire les pas et les sauts qu'il a vus. Il a envie de devenir danseur lui aussi, ce qui le motive pour développer un sens du rythme qu'on retrouvera plus tard dans sa manière d'être à l'écoute du mouvement. Rythme, agilité, danse, acrobatie, voilà des centres d'intérêt qui vont le mener loin.

Le jeune Milton a 16 ans lorsque ses parents décident de quitter Chicago pour aller vers le sud : comme beaucoup de gens, ils rêvent du soleil de la Floride, et pensent qu'il est peut-être plus facile d'y réussir qu'à Chicago. Et l'ambiance doit y être sans doute meilleure pour une famille de juifs immigrants.

La famille Traeger s'installe à Miami et le jeune Milton cherche du travail. Il est embauché comme facteur, il distribue le courrier à Miami. Sans grande ambition personnelle sur le plan professionnel, il participe à l'ambiance laborieuse d'une famille modeste qui veut s'en sortir. Il a toujours le goût des exercices du corps, il a gardé cette habitude de goûter le plaisir du mouvement, et c'est sans doute ce qui le prépare à vivre ce qu'il considérera plus tard comme une sorte de déclic : les employés de la Poste lisent tous les jours le tableau des consignes. On y ajoute régulièrement des recommandations qui les invitent à prendre soin d'eux-mêmes. Et ce jour-là il est écrit : "Respirez profondément".

Alors Milton pose le sac de courrier, prend une respiration profonde, et c'est pour lui comme une révélation. Il plonge et replonge dans cette respiration, découvrant tout un monde de sensations intérieures. Il se souviendra de ce moment : "Ce fut le point de départ de tout ce que j'allais découvrir plus tard sur mon corps, et à travers mon corps, sur moi-même". Voilà que la simple respiration elle-même pouvait devenir une expérience privilégiée de sensations, de bien-être du corps. Même pas besoin de chercher les exercices spectaculaires, la sensation peut être fine, subtile. C'est la prise de conscience d'une sensation, qui donne envie d'en découvrir, d'en explorer d'autres. Une écoute du corps qui se fait de plus en plus subtile, une envie de bouger, de se mouvoir dans l'harmonie intérieure du ressenti, voilà le chemin qu'allait prendre Milton Trager. Il repensera à ce moment-là comme d'autres à l'appel d'une vocation. Sans savoir encore où cela allait le conduire, c'est une certaine manière de se ressentir soi-même, d'être présent à soi et à son corps qui se met en place.

Le jeune facteur demande et obtient de faire la tournée du quartier de Miami proche de la plage et c'est au bord de la mer, sur le sable, qu'il vient passer son temps libre. Dès la tournée finie, il vient y goûter des moments de bien-être, explorant son propre corps, ouvert aux sensations de cet environnement merveilleux. Son frère Sam le rejoint souvent et ils se livrent à tous leurs exercices favoris, culbutes et acrobaties. La pratique de la culture physique est bien dans l'air de l'époque : les frères Traeger prennent plaisir à développer leurs muscles. Mais chez Milton une écoute plus subtile du corps va l'amener à aller au-delà de la simple culture du biceps. Il va prendre conscience des tensions qui peuvent subsister dans les muscles si bien exercés, et il va peu à peu rechercher autre chose dans ces exercices : le mouvement va se faire plus en recherche de beauté, d'harmonie ; mais non une beauté qui serait une esthétique extérieure : plutôt une sorte de beauté du mouvement qui serait ressentie de l'intérieur.

Les deux frères ont vite fait de se faire remarquer, et il y a régulièrement un attroupement sur la plage. Des jeunes les regardent et essaient de les imiter, et ils s'improvisent professeurs ou entraîneurs. Un jour, Sam lance le défi à qui sautera le plus haut. Mais d'une manière totalement inattendue, sans avoir vraiment réfléchi, Milton réplique : "Voyons plutôt qui retombe avec le plus de douceur ! Comment ça pourrait être plus doux ?". Cette réponse spontanée ouvrira à de nouvelles prises de conscience. Elle révélait un travail qui s'était déjà fait plus ou moins consciemment dans l'esprit de Milton, et elle fut le point de départ d'une recherche de nouveaux jeux, de nouveaux mouvements, dans le sens de l'exploration de la sensation, de ce qu'est la douceur dans le mouvement. Les premiers à en profiter sont ces jeunes de la plage qui veulent faire de l'acrobatie, et Milton prend l'habitude de leur proposer des échauffements qui sont recherche de légèreté, de douceur, de souplesse. Lui-même cherche de plus en plus à se connecter avec cet état intérieur de bien-être dans l'attention subtile à ses sensations, comme si les mouvements se faisaient d'eux-mêmes, et il tâche de communiquer cela à ses élèves acrobates.

Cette période dans la vie de Milton sera vraiment un temps privilégié de découverte de soi : il n'y avait pas d'urgence, pas de but à réaliser, simplement le plaisir de se sentir dans le bien-être. Un temps d'approfondissement sans souci d'aller quelque part, qui sera décisif dans son cheminement. Un temps qui l'aura bien fait avancer puisque les événements vont montrer qu'à travers tout cela, quelque chose en lui s'était suffisamment développé pour se révéler de manière inattendue.

Sur la plage, quelqu'un lui a dit qu'avec les muscles qu'il a, et son agilité, il devrait faire un tour à la salle de boxe, qu'il devrait sans doute réussir des choses intéressantes dans ce sport. Milton finit par suivre cette suggestion. Il a 18 ans, et se dit qu'après tout, être boxeur permettrait peut-être de gagner un peu d'argent pour aider la famille. Les boxeurs qu'il rencontre sont des gens simples, et cela lui plaît, et puis il y a un côté spectacle qui lui rappelle les bons souvenirs du théâtre de Chicago. Enfin surtout il y a cette manière de bouger avec vitesse, agilité, qui lui donne envie d'essayer : le jeu de jambes, c'est son domaine. Il prend plaisir à imiter ce qu'il voit faire, vient s'entraîner régulièrement, et attire l'attention de Mickey Martin, le manager local qui le retient pour quelques combats. Même s'il est habile, il lui manquera cependant ce que le manager appelle "l'instinct de tueur" pour réussir vraiment. La boxe est pour lui plutôt une sorte de danse qu'un combat, et cela ne suffit pas pour vaincre. A son dixième combat, ses parents - sa mère surtout - mettront définitivement le holà à sa carrière quand ils le voient rentrer le visage abîmé.

C'est à l'occasion de cette expérience de boxeur que se produit un incident décisif pour la suite de son existence. Mickey le manager s'occupe de tout, il fait lui-même le soigneur pour ses boxeurs, et il leur fait les massages après l'entraînement pour détendre les muscles. Un jour, Milton remarque que Mickey n'a pas l'air d'aller bien du tout, et il lui propose d'inverser les rôles :

"Allonge-toi sur la table, je vais te masser". Il a commencé depuis à peine deux minutes, voilà que Mickey se retourne et lui demande l'air très surpris : "Mais... Où as-tu appris cela ?" - "C'est toi qui me l'as appris, Mick !" - "Je ne t'ai jamais enseigné quelque chose comme cela !" -"Mais alors comment est-ce que je l'aurais appris !"- "Je ne sais pas, mon gars, mais je te dis que tu as de bonnes mains !".

En fait, Milton n'avait jamais eu l'occasion de toucher un corps de cette façon, il avait simplement posé ses mains et les avait en quelque sorte laissé faire, en se laissant guider par son intuition, un peu comme lorsqu'il se mettait à l'écoute de son propre ressenti dans ses jeux sur la plage.

Etonné et heureux de ce succès inattendu et se sentant porté par cette confirmation de son manager, Milton rentre chez lui et propose aussitôt un massage à son père qui souffre depuis deux ans d'une sciatique aiguë. Dès la première séance, la douleur s'atténue, et au bout de quatre séances, elle a disparu définitivement. En fait Milton ne sait pas vraiment expliquer ce qui se passe, mais cette capacité de soulager qu'il se découvre l'enthousiasme et pique sa curiosité : il offre ses services dans le voisinage et même au-delà, sa curiosité et son plaisir de pouvoir soulager prenant le pas sur sa timidité.

Milton progresse, par l'observation de la posture, de la démarche des gens, et il s'enrichit de l'expérience du toucher de ces corps qui souffrent et qui sont parfois complètement déformés par la maladie. Il apprend à sentir l'équilibre musculaire du corps, sentant ce qui est trop tendu, et ce qui n'est pas assez tonique.

On rencontre à Miami des parents qui viennent faire profiter leurs enfants malades du soleil et du bon air. Et c'est l'époque de l'épidémie de polio : on voit souvent des enfants paralysés. Milton s'enhardit pour les approcher et demande aux parents de l'autoriser à "jouer" avec eux, avec leurs membres sans vie. Son premier patient polio a 16 ans, et est paralysé depuis 4 ans. Le travail que Milton fera sur lui va lui permettre de remarcher.

Les résultats obtenus sont indéniables et les gens commencent à le solliciter. Il travaille de façon désintéressée, pour le plaisir du soulagement qu'il apporte aux gens. Il ne veut pas du tout se présenter comme une sorte de guérisseur, et si les gens voient en lui une sorte d'original, cela lui convient finalement assez. Il exerce le talent qu'il s'est découvert et se sent heureux ainsi, il ne demande rien en retour. Il rencontre aussi ses premières déceptions quand on refuse l'aide qu'il se propose d'apporter à des enfants que la médecine a voués au fauteuil roulant : "Ne donnez pas d'espoirs inutiles, le docteur a dit qu'il ne marchera jamais !".

Durant toute cette période, il continue à distribuer le courrier. Grâce à l'entraînement de la plage, il va pouvoir trouver un second job le soir après le travail : il donne des prestations de danse acrobatique comme danseur professionnel, dans les hôtels pour les touristes. Il réussit à exprimer son agilité, sa force, son sens du rythme, et ses talents acrobatiques.

Sur son vélo de facteur, c'est la même chose. Il devient célèbre : le "facteur chantant" fait des pirouettes sur son vélo et on le filme même pour une séquence d'actualités de l'Amérique profonde.

Sa famille serait assez favorable à ce qu'il fasse une carrière dans les variétés. Alors, en 1937, il se décide à tenter sa chance. Il américanise l'orthographe de son nom ("Trager") et quitte Miami et la Floride pour la côte ouest, direction Los Angeles et Hollywood. C'est de ce côté-là qu'il faut aller pour le genre de carrière qu'il entrevoit. Il a aussi une motivation supplémentaire : il a lu dans un journal qu'un physiothérapeute célèbre de Californie recherchait des jeunes souhaitant se former. Cette annonce avait rencontré sa préoccupation d'aller un peu plus loin dans ce travail de toucher qu'il continuait à pratiquer. Hélas, cette annonce n'était pas vraiment sérieuse, du moins en ce qui le concernait puisqu'on lui répondit quand il se présenta qu'on ne cherchait personne et qu'on ne lui permettrait même pas de rencontrer le maître. Restait le monde du cinéma : il essaie d'y entrer en se faisant cascadeur, mais cela ne le mène pas loin.

Il ne sera cependant pas venu pour rien : par le cousin chez qui il est venu loger, il rencontre la famille Levine et sympathise avec l'aînée des filles, Marcie, qu'il va épouser. Elle est artiste, intéressée par le yoga et les traditions orientales, et partagera avec lui le goût de la recherche corporelle. Sa belle-famille va l'aider et l'encourager à pratiquer ses massages de façon professionnelle. Une belle-soeur qui travaille dans un salon de beauté lui trouve des clients. Sans vraiment faire de publicité, le bouche à oreille fait rapidement son effet et Milton a même parmi ses clients des personnalités d'Hollywood.

Il organise aussi des groupes qu'il appelle "harmonisation rythmique" dans lesquels il exploite son expérience de Miami. Le but de ces cours est de développer la conscience du corps. C'est le genre de travail qu'il appellera plus tard "Mentastics". Il invite les gens à laisser venir la musique, et le mouvement dans la musique... Et à la limite, il n'y a plus besoin de musique, car il y a du rythme dans toute chose, et c'est ce rythme subtil qui porte le corps... Cette manière d'enseigner les choses montre vers quel état subtil tend la recherche du ressenti chez Milton. En commençant à exercer son talent de façon professionnelle, Milton va encore progresser et il commence à réfléchir à ce qui se passe entre le corps et l'esprit.

A cette époque, il va prendre conscience d'un aspect qui sera plus tard au centre de son enseignement. Il avait parmi ses patients célèbres un producteur qui souffrait de la maladie de Parkinson, et qui appelait souvent Milton pour le soulager de ses tensions. Il avait le cou tellement raide qu'il ne pouvait pas le tourner et qu'il en perdait le sommeil. Pour se retourner, il lui fallait tourner complètement le corps. Marchant ensemble, ils s'arrêtent un jour pour regarder des gens qui jouent au tennis. Milton observe alors que captivé par la partie, son patient a comme oublié sa raideur, et que son cou est devenu libre de bouger : il suffit d'oublier en quelque sorte pour que les parties du corps rigides retrouvent leur liberté. Milton en tirera la leçon : en définitive, les schémas de raideur sont commandés par l'esprit, inconsciemment, et c'est à ce niveau-là qu'il faut intervenir. Ainsi, par la pratique et l'observation, Milton continue à approfondir la voie originale qui est la sienne.

Malgré les succès qu'il rencontre, il se trouve face à un obstacle : il n'est pas vraiment reconnu parce qu'il n'a pas les autorisations et diplômes officiels. Pour développer une vraie carrière de thérapeute - sa belle-famille l'encourage dans ce sens -, il entreprend de se faire reconnaître parmi les différentes sortes de naturopathes ou autres thérapeutes autorisés en Californie (autorisés à condition de ne recourir ni à la chirurgie, ni aux prescriptions de médicaments).

Lorsque les Etats-Unis entrent en guerre, Milton n'attend pas d'être mobilisé. Il s'engage dans la marine en 1943 pour être affecté au service de santé. Il servira en Méditerranée et, au milieu des épreuves de la guerre, il aura l'occasion d'exercer ses talents personnels : auprès de ceux qui ont mal au cou ou au dos, en proposant des exercices de Mentastics sur le pont à l'équipage, ou en le distrayant par des chants et danses et par ses connaissances en boxe, ou pour soutenir et soulager les blessés qu'il doit ramasser.

Il est réformé en novembre 1944 à cause de crises d'asthme, et il revient du front décoré et avec les honneurs du vétéran. Il reprend alors son travail de thérapeute, avec Marcie qui poursuit de son côté son activité de peinture et sculpture. Il présente son travail comme spécialement destiné à ceux qui souffrent de toutes formes de paralysies, ou de douleurs cervicales ou dorsales.

Mais il se rend compte que malgré son affiliation à l'organisation des physiothérapeutes, sa démarche trop originale n'est pas vraiment reconnue par les médecins qui restent réticents à prescrire le travail qu'il propose. Pour se rendre crédible, il faudrait qu'il puisse parler d'égal à égal avec eux... Depuis le temps qu'il a quitté l'école, il est loin du compte. Et pourtant il est tout à fait sûr du bien-fondé de sa méthode. Alors, à l'âge de 42 ans, il décide de devenir médecin. Aucune école de médecine aux Etats-Unis ne voulant d'un élève aussi âgé, et avec un tel curriculum vitae, il se renseigne dans les pays voisins et apprend qu'il y aurait une possibilité à Guadalajara au Mexique, alors il se met à apprendre l'espagnol... La détermination de Milton étant totale, Marcie et lui mettent leur maison en location, chargent ce qu'ils peuvent dans leur voiture, et partent pour le Mexique. Il réussit à se faire inscrire à Guadalajara pour la rentrée suivante, et s'investit totalement dans le temps qui reste avant la rentrée pour apprendre l'espagnol en se mêlant au peuple mexicain qu'il trouve très simple et très attachant. L'espagnol qu'il apprend dans la rue provoquera d'ailleurs quelques fou-rires dans les amphis de médecine. Il lui faut assurer en plus le complément d'études scientifiques indispensable et le diplôme correspondant. Des années de travail acharné l'attendent.

Très rapidement, on a entendu parler de sa façon de travailler et il a dès la première année l'occasion d'étonner les professeurs et personnels de l'hôpital par les résultats qu'il obtient sur des polios (on y verra un don spécial dont il faut remercier Dieu !). Il pourra ainsi continuer à pratiquer et gagner par là un peu d'argent, tout en poursuivant ses études, bien apprécié par ses condisciples même si son âge lui vaut quelques taquineries.

En 1955, au bout des cinq années d'études, il recherche un hôpital qui veuille bien le recevoir comme interne aux Etats-Unis pour terminer son cursus. Mais il rencontre de nouveau des difficultés à cause d'examens à repasser et de problèmes liés à la reconnaissance du cursus médical mexicain. Il finit quand même par trouver et va atterrir avec Marcie loin de la Floride et de la

Californie qu'il aurait préférées, à l'hôpital Saint Francis d'Honolulu (Hawaii) où on veut bien le recevoir. L'accueil qu'il reçoit le consolera de sa déception, et il découvre dans le Pacifique un climat moins pollué qui lui convient tout à fait, une plage qui l'invite à reprendre du temps pour l'exercice physique comme dans sa jeunesse à Miami.

C'est pendant sa période d'internat en chirurgie à Saint Francis qu'il a l'occasion d'approfondir et conforter par l'observation ce qui est devenu pour lui déjà un principe de sa méthode : un homme au corps tellement rigide qu'il ne pouvait plus tourner du tout la tête était devenu tellement relâché pendant l'anesthésie, qu'il avait fallu faire appel à plusieurs personnes pour le retourner. Et Milton, chargé de surveiller son réveil, put observer qu'à mesure qu'il se réveillait, toutes les rigidités se remettaient progressivement en place : c'est bien l'esprit qui commande les schémas corporels de tension ou de relâchement, et ces schémas échappent à la volonté, ils sont inconscients, et c'est eux qu'il faut atteindre.

N'obtenant toujours pas de poste en Floride ou en Californie, et à cause de difficultés pour terminer ses examens au Mexique, Milton va poursuivre pendant deux ans encore sa formation comme interne à l'hôpital psychiatrique de Kanehoe. Sans avoir pour autant le projet de devenir psychiatre, il pensait bien que cette expérience-là était tout à fait en relation avec le travail sur le corps qui le passionnait toujours : les problèmes corporels sont presque toujours en relation avec les problèmes de la personnalité. Milton y trouvera une autre dimension dans ce qui l'aura toujours passionné : une façon de porter intérêt aux personnes en tant que telles. Ici il apprenait à les accueillir dans leurs souffrances mentales.

Cette période fut aussi celle d'une rencontre importante. Marcie avait toujours été attirée par la pratique du Yoga et s'était intéressée à la spiritualité orientale. Elle apprend un jour en 1958 le passage à Hawaii du Maharishi Mahesh Yogi, promoteur de la "Méditation Transcendantale". Elle va assister à sa conférence et l'invite à dîner. Ce sera l'occasion d'une grande conversation avec Milton : la façon dont Milton travaille en écoutant les muscles n'a-t-elle pas des analogies avec cette écoute subtile de la méditation des Orientaux ? Ce que Milton appelle l'inconscient, ne correspondrait-il pas à ce que le Maharishi appelle "Surconscient"? Il les initie à sa méthode de méditation - ils comptèrent ainsi parmi les tout premiers initiés -. La tradition orientale avec son attention au corps si manifeste à travers le yoga, le zen, les arts martiaux, venait ainsi de croiser la route de Milton Trager. Milton refusera de prendre en charge la diffusion de la "Méditation Transcendantale" à Hawaii, mais avec Marcie, ils garderont l'habitude d'un temps de méditation quotidien. Milton retirera de cette rencontre ce qu'il ressentait être bon pour lui : prendre un temps de recentrage du corps et de l'esprit, un moment de paix en profondeur qui ouvre sur l'intuition de ce qui se passe en soi, autour de soi. C'était là déjà la direction dans laquelle il était engagé, et l'état qu'il aimait trouver pour faire confiance à son "feeling". Ces temps de méditation que Milton conservera dans sa vie seront sa manière de cultiver plus explicitement cette paix intérieure qui accompagne la douceur et la liberté par rapport aux tensions du corps.

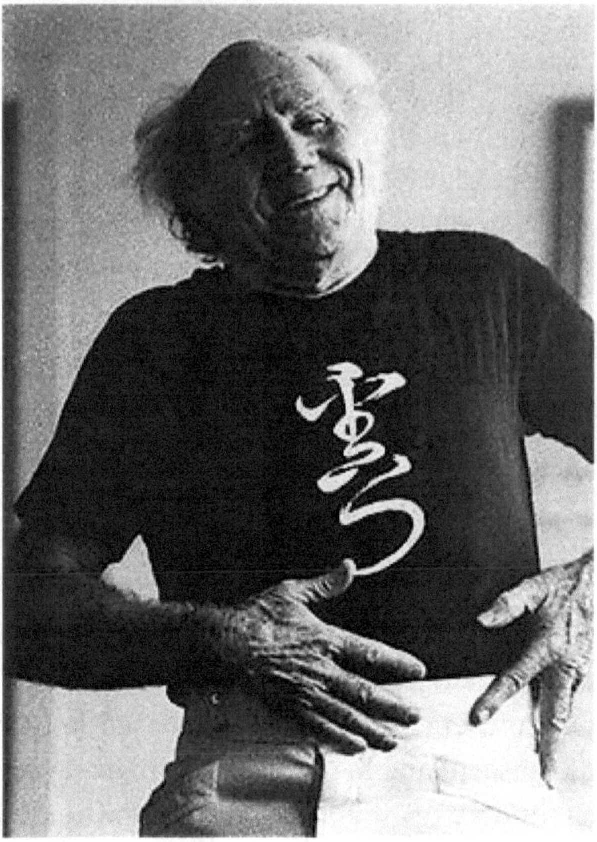

Milton Trager pratiquant les Mentastics.

Tout cela influencera aussi sans doute la façon dont Milton plus tard essaiera de mettre des mots sur son expérience, pour décrire cet état intérieur de paix et de communication qui conditionne la qualité du toucher. Une amie des Trager, Emilie Laser, que Milton avait quelques années auparavant tirée de son fauteuil roulant, va devenir la secrétaire personnelle du Maharishi.

Le succès que rencontrera la Méditation Transcendantale dans tous les Etats-Unis préparera sans doute davantage un certain nombre de personnes à accepter le travail proposé dans le Trager.

Au terme de ces années, l'administration d'Hawaii était peu disposée à autoriser un médecin qui n'avait pas de diplôme américain. Mais avec le soutien de ses amis, cet obstacle est surmonté, et Milton enfin diplômé installe son cabinet à Waikiki. Très rapidement, il a une clientèle à laquelle il applique son "traitement spécial". Après 6 ans d'études et 3 ans d'internat, il pouvait enfin gagner confortablement sa vie ! Mais Marcie tombe gravement malade, et refuse de recourir à la médecine classique, préférant se soigner par sa diététique végétarienne. Elle meurt du cancer en 1962, après 23 ans de vie commune avec Milton. Milton, très éprouvé, trouvera du soutien en particulier auprès de leur amie Emily Laser, qu'il épouse en 1965.

Le travail du docteur Trager à Waikiki prend un tour particulier : régulièrement disponible pour répondre à l'appel des hôtels quand il y avait besoin d'un médecin, il devient peu à peu une sorte de "spécialiste des touristes". Il y a une pathologie propre aux touristes, qui décompressent au début de leur séjour sans arriver à quitter vraiment leurs tensions : c'est là encore une occasion pour Milton de proposer sa méthode, le traitement spécial par le toucher accompagné d'un jeu de mouvements qu'il appelle dorénavant "Mentastics". Sa réputation s'étend, et d'anciens clients reviennent le voir ou, de retour de leurs vacances, lui envoient des amis depuis le continent.

Il lui arrive aussi de voyager. Il est sollicité pour faire des démonstrations de sa façon de travailler par ses anciens condisciples de Guadalajara. Il est invité à Mexico pour présenter son travail, et comme d'habitude, il obtient des résultats surprenants. Mais comment les expliquer ? Les médecins ont beau être impressionnés, ils n'aiment pas se trouver dépourvus d'explications. Et Milton a du mal à communiquer avec eux sur ce qu'il fait, car son savoir est d'abord un savoir intuitif, une capacité d'écouter subtilement le corps avec ses mains. Et c'est toujours la même déception : son travail va-t-il être reconnu vraiment ? Dire qu'il s'agit de toucher l'esprit inconscient pour changer des schémas, c'est une façon de dire que "c'est dans la tête que ça se passe", et ce genre de considération convient peu aux médecins formés à la médecine expérimentale et qui ont tendance à s'intéresser surtout à la mécanique du corps. Et si c'est à des psychiatres qu'il s'adresse, cette fois c'est le travail corporel en tant que tel, le toucher, qui tend à paraître déplacé. Malgré son diplôme de médecin, Milton Trager reste en attente d'une véritable reconnaissance de son travail.

En 1973, il reçoit à Hawaii le docteur Corsini, qui est psychologue en Californie, à qui il tente une fois encore d'expliquer ce qu'il fait. Et pour faire plus simple, il l'invite à s'allonger sur sa table de massage. Quand Corsini se relève, il exprime son étonnement : comment se fait-il que ce genre de travail ne soit pas plus connu ? C'est grâce à lui que Milton va être invité à venir présenter son travail à Esalen, une sorte d'université qui focalise l'effervescence "New Age" de la Californie des années 70. C'est alors un lieu de rencontre où les idées, la société, les mœurs sont remises en question. On y explore les relations entre la spiritualité, le corps, la psychologie, l'art : l'objectif annoncé d'Esalen est d'étudier tout ce qui concerne le développement du potentiel humain, en acceptant de se tenir en marge des idées reçues, et dans la tradition qui faisait de la Californie une terre de contestation et d'ouverture vers un monde de rêve, au besoin en allant au-delà du rationnel.

En 1974, Milton prend l'avion pour Los Angeles, avec l'intention d'aller à Esalen. Mais il va manquer son rendez-vous, car un ami l'intercepte au passage : Milton ne sait pas dire non quand on le sollicite pour venir en aide à une personne fort handicapée. Ce détournement-là allait faire partie de ces incidents à travers lesquels le "Trager" aura fait son chemin. Il s'agissait de venir au secours de Reeve Darling, un homme qui a passé la trentaine, atteint de myopathie, qui ne peut plus bouger du tout ; il utilise à peine les yeux et la voix. Milton sait que ce genre d'affection est irréversible, mais il prend le temps de "jouer" avec la main, le bras... Avec émotion, Reeve sent une sensation revenir... Il y a là David, un assistant de Reeve qui est là pour l'aider quand il faut bouger, et qui suit très attentivement ce que fait Milton. A la fois parce qu'on lui demande, et parce qu'il perçoit quelque chose de détendu et d'intuitif chez David, Milton va pour la première fois essayer de montrer à quelqu'un comment faire ce travail. Il essaie de faire percevoir la douceur de ses mains, l'état de son corps. David commence par poser ses mains sur celles de Milton, puis c'est Reeve qui le guide à partir de sa sensation, en comparant avec ce qu'il ressent du toucher de Milton : "Ca y est, tu y es presque... un peu moins fort, c'est ça!". Ce travail repris les jours suivants valait bien le rendez-vous manqué. Encore une fois, ce sont les circonstances qui amènent la découverte : il est possible pour Milton de communiquer à d'autres sa façon de travailler. Ce n'est pas qu'un don personnel, c'est quelque chose qui peut se transmettre. Cette prise de conscience portera tous ses fruits justement à Esalen.

Le rendez-vous à Esalen est reporté à l'année suivante. Dès leur arrivée, Milton et Emily sont séduits par l'atmosphère communautaire d'Esalen. En attendant le jour prévu de la démonstration publique, ils assistent à des conférences et ateliers. A la fin d'un atelier dirigé par Betty Fuller, une enseignante formée par Moshe Feldenkrais, Milton s'approche d'elle et lui propose ses services : il a remarqué qu'elle devait avoir mal au cou. La première réaction est "pas question !" car elle a déjà eu de mauvaises expériences de manipulations. Mais Milton insiste comme il sait le faire quelquefois, en lui promettant la plus grande douceur, tant et si bien qu'elle finit par accepter. Et le travail de Milton fait son effet : la tête bouge librement, la douleur a disparu. Lorsqu'elle se relève, Betty est décidée : "Comment est-ce que je pourrais apprendre à faire cela ?", et elle ne les lâchera plus de tout leur séjour. Milton va faire d'elle sa première véritable étudiante, en utilisant la manière d'enseigner qu'il avait découverte avec David et Reeve : transmettre un ressenti, une qualité du toucher, une manière d'être dans son corps. Betty va montrer des dispositions exceptionnelles à la hauteur de sa motivation, et elle va être à l'origine du développement du Trager. Dès la fin de l'année, un premier atelier d'enseignement du Trager regroupe les 8 premiers étudiants autour de Milton.

Sous l'impulsion de Betty, nommée elle-même bientôt "instructeur" par Milton, les ateliers se multiplient, et Milton va fermer son cabinet de Waikiki pour se consacrer complètement à l'enseignement de sa méthode, tout heureux de trouver enfin, à près de 70 ans, une reconnaissance de son travail, bien que ce soit encore en marge de la médecine officielle. Sans doute le milieu "New Age" était-il plus ouvert à l'innovation, du fait de sa liberté revendiquée contre les rigueurs de la pensée scientifique et des traditions philosophiques et théologiques.

En 1978, alors que le travail initié par Milton Trager commence à s'étendre vers le Canada et l'Europe, des étudiants pensent à former une association : il le fallait pour assurer les finances nécessaires à l'organisation des ateliers, et pour préciser les conditions d'accès au statut de "Praticien Trager", de façon à ce que le travail de Milton ne soit pas dénaturé. Ainsi allait naître en 1980, l'Institut Trager qui définit les modalités de la formation de Praticien. Milton Trager n'ayant pas l'esprit très porté vers l'organisation et l'administration, il était utile qu'une telle structure vienne soutenir son travail.

C'est dans le cadre de l'Institut Trager que Milton allait consacrer désormais l'essentiel de son temps à la formation des praticiens, puis, en raison de l'extension du Trager, à celle des instructeurs qui allaient se charger de cette formation des praticiens dans le monde entier. Milton et Emily s'installent définitivement en Californie, et Milton cesse de voyager en 1988, à 80 ans. En maison de retraite, il continuera son enseignement jusqu'à la limite de ses forces. Ce sera un enseignement de plus en plus dépouillé, allant à l'essentiel, visant à communiquer simplement le "feeling", le ressenti, projetant autour de lui cet état de paix intérieure servi par le relâchement et l'équilibre du corps. Il continuera, même diminué par une attaque en 1990, donnant encore des conseils aux praticiens dont il était devenu le patient à cause de son état. Il meurt en janvier 1997, précédant Emily de quelques mois. L'Institut Trager continue aujourd'hui à faire connaître et partager ses intuitions dans le monde entier.

2.

LA PRATIQUE DU TRAGER® : LE TRAVAIL DU TOUCHER

Milton Trager nous laisse une forme de travail corporel dans lequel on peut distinguer deux aspects : le premier est le travail qui se fait par le toucher. C'est la partie de la séance de Trager qui est donnée par le praticien qui utilise ses mains dans un toucher toujours très doux ; la personne qui reçoit est en principe allongée sur une table de massage. Et l'autre aspect sont les "Mentastics"®, qui sont un jeu de mouvements libres, subtils, créatifs, que chacun peut faire par lui-même. On recherche par l'un et l'autre moyen le même genre de sensations de légèreté et de liberté, aussi loin qu'il est possible d'aller dans le lâcher prise. Voyons d'abord en quoi consiste le travail de toucher Trager.

LE TOUCHER TRAGER®

Le travail de Milton Trager

Lorsque Milton Trager a utilisé le toucher pour la première fois sur son manager, c'est son intuition extraordinaire développée par la détente profonde de son corps qui a joué le premier rôle : il n'avait aucune formation technique en massage ou en anatomie, rien qu'un goût, et déjà une habitude, d'être à l'écoute de ce qui se passe dans le corps, dans les muscles, dans les tissus. Il a découvert que la légèreté et la douceur qu'il aimait ressentir dans son propre corps pouvait devenir, à travers ses mains, contagieuses pour le corps de la personne. Durant toute sa vie, il a approfondi cette expérience de pouvoir communiquer aux muscles par ses mains, des sensations, des messages capables de dénouer des tensions, de redonner vie et souplesse à des tissus serrés, crispés, comme sclérosés. Là où les muscles se figeaient dans la raideur, il venait communiquer avec ses mains une présence et une douceur telles que les tissus ne résistaient plus à cette invitation. Il était capable aussi de réveiller dans des muscles une tonicité oubliée. Il a découvert aussi que ce toucher ne se limitait pas à améliorer de façon spectaculaire l'état physique de nombreuses personnes, mais aussi qu'en libérant les tensions des corps, il pouvait transmettre une profonde paix intérieure, comme celle qu'il trouvait à travers l'écoute de ses propres sensations.

Le travail du praticien

C'est toute cette expérience qu'à partir de 1975, Milton Trager a entrepris de transmettre. Le travail du toucher Trager aujourd'hui se veut dans l'exacte continuité de ce qu'il a découvert. La formation que reçoivent les praticiens Trager a pour but de leur permettre de travailler à leur tour à la façon de Milton. Si l'on observe les mouvements qu'ils pratiquent lorsqu'ils touchent le corps d'une personne lors d'une séance de Trager, ceux-ci semblent extérieurement très simples. Est-ce si simple ? Les praticiens "travaillent" sur le corps de la personne avec leurs mains et exécutent des mouvements, certes. Mais la difficulté est ailleurs, et elle est en relation avec ce qui est justement l'essentiel du travail de Trager. En donnant ses séances, c'était l'intuition, le feeling, qui guidaient Milton. Reproduire des mouvements sans retrouver quelque chose de ce feeling serait dénaturer le Trager, et d'ailleurs on n'en retrouverait plus les effets. Il s'agit pour le praticien en effet de retrouver dans le toucher cette douceur particulière, cette manière d'interroger les tissus avec lesquels il entre en contact. La caractéristique du Trager, c'est cette qualité du toucher qui rend les mains capables d'écouter en profondeur. Et cette notion même d'écoute laisse entendre que le praticien attend une certaine sorte de réponse qu'il apprend à reconnaître. Ceci est plus important que les mouvements en tant que tels. D'où l'on voit déjà que le travail du toucher Trager n'a vraiment rien de mécanique, et que le praticien, à la suite de Milton, apprend d'abord à écouter et interroger le corps.

Dialogue et douceur

Une sorte de dialogue subtil s'établit entre les mains et les tissus qui sont touchés. Ce dialogue suppose que le corps touché se sente laissé à sa pleine liberté, et donc que la main qui le touche soit dégagée de toute volonté de manipulation. Qu'elle soit là plutôt comme pour accompagner le corps dans son propre mouvement. Qu'elle respecte et accompagne la moindre résistance. Dans cet accompagnement respectueux, la douceur même de la main se fait invitation à ne plus avoir peur, à se détendre.

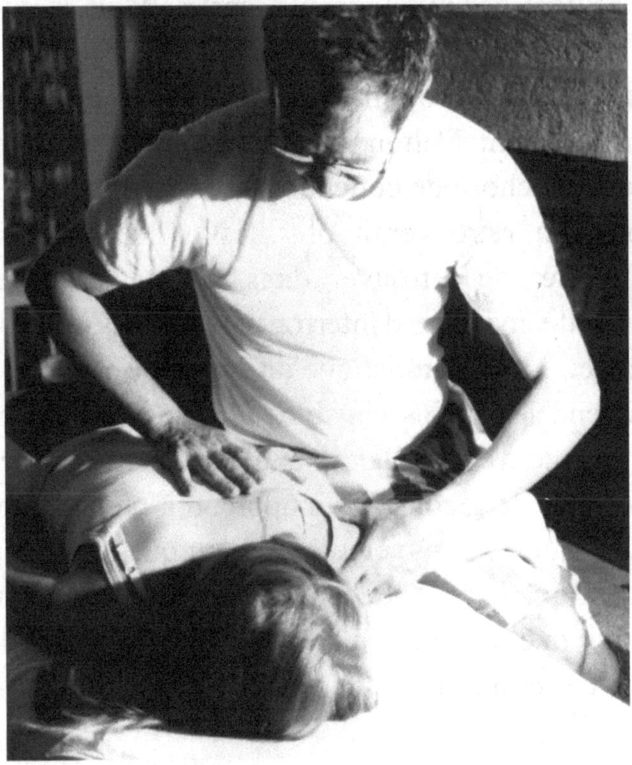

Le praticien interroge les tissus, écoute les résonances et invite les muscles à se relâcher avec confiance.

Il est possible de rencontrer un muscle tendu, une partie du corps douloureuse : le toucher du praticien vient alors transmettre un message aux tissus par la douceur même de la main et la légèreté du mouvement : leur dire qu'ils pourraient bien eux aussi être légers et doux comme ces tissus même de la main qui les touche.

Atteindre l'inconscient

Si ce message-là passe, on pourrait penser que c'est une sorte de contagion de la main du praticien au corps de la personne. Mais ce que Milton Trager a découvert en voyant le cou de son ami oublier sa raideur pendant la partie de tennis, c'est que les tensions ont leur source dans l'esprit. Et le praticien apprend à laisser venir dans sa main l'écho de la question qu'il porte mentalement : comment cela pourrait-il être ? plus doux ? plus léger ? Il ne s'agit pas de chauffer le muscle et de le ramollir par l'action mécanique de sa main. Le praticien sait qu'il n'a rien de mieux à faire que de donner au muscle tendu l'expérience d'être au contact d'une douceur active parce qu'elle porte cette question. Ce n'est pas un massage, c'est un message. Si le muscle se relâche, c'est que la disposition inconsciente qui installait cette tension vient de se raviser : comme si finalement une autre solution était possible pour ce muscle, pour cette partie du corps. Ainsi le praticien ne travaille pas vraiment avec ses mains, mais avec son esprit, et les mains ne sont là que pour permettre à la question du praticien d'atteindre les schémas inconscients de la personne qui sont responsables des tensions. C'est ce que voulait dire Milton Trager : "*C'est une approche du toucher, par laquelle mon esprit transmet un message de légèreté et de liberté à mes mains, et, à travers mes mains, aux tissus de la personne qui reçoit, Le praticien sent, à la réponse des tissus du receveur quand l'esprit de celui-ci a bien reçu le message. Il s'agit de transmettre un ressenti de mon Inconscient à son Inconscient".*

La question

Pour nous permettre de mieux comprendre comment le toucher Trager est une façon de poser des questions et "d'atteindre l'inconscient", il faut nous rappeler d'abord à quel point le corps et l'esprit sont intimement liés. Nous pouvons prendre l'exemple simple de l'émotion : elle nous "touche" dans un sens qui n'est pas que métaphorique. Elle met le corps en mouvement à travers le rire ou les larmes... Chacun peut admettre ainsi que l'état de notre corps reflète une disposition intérieure : même la concentration intellectuelle s'exprime à travers un jeu de tensions musculaires.

Le toucher n'atteint donc pas simplement le corps : dans notre vie de tous les jours, nous avons des occasions d'apercevoir ce qui peut se passer dans le toucher. Une main qui vient se poser sur l'épaule peut déjà dans son simple toucher nous dire bien des choses différentes : intuitivement nous pouvons la sentir réconfortante, encourageante, ou encore angoissée. Il peut se passer quelque chose d'analogue lorsque nous touchons nous-mêmes une personne : c'est un peu comme si l'état d'esprit de la personne était là, présent dans la qualité même des tissus, et nous pourrions parfois dire que nous avons senti le frémissement de sa pensée.

Le toucher Trager prend en compte tout cela et va plus loin que l'expérience habituelle : une communication peut s'établir, je peux en quelque sorte inviter les muscles à se relâcher. Mais il serait plus approprié de dire que j'invite l'esprit, l'inconscient, à relâcher ces muscles. Pourquoi l'inconscient ? Tout simplement parce que ces tensions ne sont pas volontaires. Dans le toucher, ce sont des messages qui passent. Tout praticien a pu mesurer la force de projection dans le corps de la personne de la question qu'il porte mentalement. Si je tiens et berce très doucement le cou de la personne, je peux en pensée être présent à ses épaules, ou à sa cage thoracique, ou encore à son bassin... Et la question subtile ira atteindre cette partie du corps, la sensation de la personne sera différente. Expliquer comment et pourquoi serait bien difficile. Cela ne relève pas d'une technique réfléchie et analysée, mais d'un feeling qui fait entrer en communication avec le corps de la personne et remonte jusqu'à l'esprit. Le praticien Trager interroge les tissus par les résonances que les mouvements les plus doux peuvent produire dans le corps. La réponse pourra venir, pas forcément dans les tissus qui sont directement en contact avec la main, sous la main : le praticien suscite et porte mentalement des résonances qui se répandent dans le corps, et la qualité de son travail réside dans cette capacité qu'il développe de sentir ce qui se passe dans le corps à partir du point qu'il mobilise avec une très grande douceur.

Dépouiller la volonté de "faire"

Mais il faut le redire encore une fois, ce dialogue n'est possible que si le praticien a libéré ses mains, ses coudes, ses épaules, de toute volonté de "faire", s'il s'est totalement dégagé de tout souci de résultats. Et toute la difficulté du Trager est là, dans cette discipline intérieure sans laquelle les mouvements ne donnent qu'un effet mécanique superficiel. Il faut avoir reçu une bonne séance pour comprendre la profondeur de la différence.

Le praticien formé au Trager a lui-même vécu son expérience de dépouillement à travers sa formation : c'est au moment où je crois que je sais faire, que je vais être à côté de la plaque. L'étudiant doit apprendre à venir à l'essentiel, qui est justement de ne rien faire. C'est ce même principe que nous avions déjà constaté plus haut : toute disposition intérieure a son expression dans le corps. Quand je travaille avec mon savoir, avec mon mental, avec des "il faut que" ou "je vais essayer de", je me retrouve de nouveau avec un écran qui m'empêche de lâcher dans mon propre corps. Il y a dans mes mains une sorte de flux qui est celui de ma volonté : pour le corps qui est touché, c'est la volonté d'un autre, et les cellules du corps de la personne font alors la différence. Que me veut cette main qui me touche ? Que va-t-elle me faire ? Puis-je faire confiance à cette intention ? A notre insu, les tissus du corps de celui qui est touché mesurent chichement leur confiance. Tout savoir ou toute pensée volontaire qui vient dans nos mains est aussitôt une sorte de reflux vers soi-même au lieu d'une communication avec la personne. Quel paradoxe pour le débutant qui se demande s'il "fait" bien le geste qu'on est en train de lui enseigner ! Il y a bien sûr une façon appropriée d'attraper le bras, la jambe ou le cou de la personne ! Mais comment est-il possible de le "faire" en étant tellement relâché en soi-même que dans nos mains, nos bras, nos épaules il n'y ait plus que cette présence intuitive à cette personne telle qu'elle est avec ses tensions spécifiques ? Ce n'est pas un savoir intellectuel, ou un savoir technique gestuel qui est déterminant : il y a bien un moment où l'on connaît pratiquement les mouvements, pour les avoir vus faire et les avoir essayés sur quelques personnes. Cette connaissance extérieure ne suffit pas : il s'agit d'aller plus loin que cette apparence extérieure, car le ressenti des tissus met en jeu quelque chose de plus subtil qui toujours oblige à se remettre en question : c'est lorsque j'ai pu dépouiller toute volonté que je peux découvrir la sensation nouvelle qui coule à travers mes épaules et mes mains, comme à mon insu, et que je peux recevoir comme une réponse nouvelle et inattendue du corps de la personne. Et cela justement au moment où j'ai pu laisser toute volonté, qu'elle soit bonne volonté, ou ... volonté de faire du bien à la personne !

Ce chemin du Trager est exigeant et difficile, et l'illusion de "posséder" un savoir et une compétence nous guette tous. Nos corps ont tellement besoin de contacts, que la moindre caresse un peu douce nous fait déjà du bien. Ainsi celui qui s'essaie à reproduire des mouvements qu'il a vus faire saura sans doute procurer un certain bien-être à une personne qui découvre des sensations nouvelles, et c'est très bien ainsi. Il se sentira gratifié et compétent, tout en étant peut-être passé à côté de l'essentiel... L'expérience qui se communique à travers la formation est celle d'un ressenti qui s'éveille au-delà du "faire", et la formation est elle-même pour l'essentiel un travail qui consiste à débusquer toutes les formes de volonté et de savoir, car il n'y a pas de véritable "Trager" là où il n'y a pas ce qu'on pourrait appeler "l'effet Trager" : cette réponse des tissus à un toucher qui a lâché prise. Sinon n'importe quel massage, trituration, ou échauffement - même mécanique - pourrait convenir, mais au détriment de ce que Milton Trager appelait "communication avec notre inconscient", qui permet une véritable intégration et constitue un chemin de développement personnel.

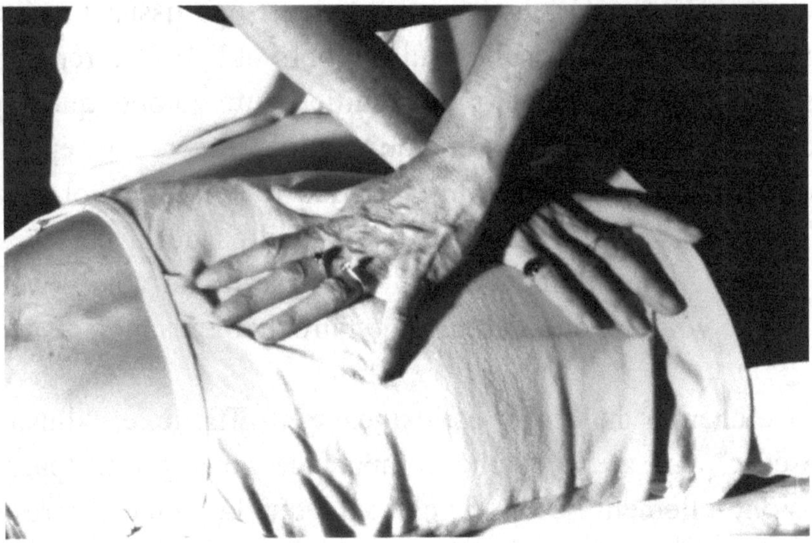

Un message d'ouverture plutôt qu'un massage.

Milton Trager a souvent exprimé le plaisir profond qu'il éprouvait à sentir la communication s'établir avec les tissus du corps de la personne. *"On me demande souvent :."Dr Trager, pourquoi faites-vous ce travail ?" La raison est simple, c'est parce que je ressens chez l'autre une réponse dans les tissus. Cette réponse est une sensation très gratifiante"*. Son enseignement consistait au fond à faire partager ce bonheur aux praticiens Trager qu'il a formés et forme encore à travers ceux qui poursuivent son œuvre.

PRATIQUE DU TOUCHER EN SEANCE DE TRAGER®

Au regard de cet essentiel que nous venons d'évoquer, toute description des mouvements et formes du toucher utilisés dans une séance de Trager paraîtra superficielle et extérieure. Des mouvements existent et sont enseignés. Avec l'expérience, Milton Trager a pu dégager certaines constantes dans la manière d'aborder le corps. Lorsqu'il s'est agi de transmettre à ses étudiants sa façon de travailler, il a enseigné des mouvements, montrant comment il s'y prenait pour atteindre les différentes parties du corps. Mais les instructeurs qu'il a formés l'ont souvent vu improviser ou pratiquer des mouvements qu'il n'enseignait pas, et qu'il n'éprouvait même pas le besoin d'expliquer. L'essentiel n'était pas dans les mouvements eux-mêmes : ceux-ci pourraient être reproduits extérieurement sans qu'il y ait cette qualité spécifique du toucher, et alors cela n'aurait plus rien à voir avec le Trager. D'ailleurs, pour garantir autant que possible la qualité du travail des praticiens, l'Institut Trager ne leur accorde cette qualification que sous réserve d'un contrôle et d'un renouvellement de qualification annuels.

Il est cependant légitime de répondre à la curiosité du lecteur qui souhaite savoir plus précisément comment, dans quelles conditions, se passe habituellement une séance de Trager, et quels genres de mouvements il est susceptible de recevoir. Bien sûr, le praticien adapte son travail à chaque personne et il ne faut pas s'attendre à recevoir exactement ce qui pourrait être décrit ici comme un enchaînement type de mouvements donnés dans une séance.

Les mouvements sont généralement enchaînés dans le même ordre, et ceux décrits ci-dessous sont choisis de façon à permettre de rencontrer l'ensemble des parties du corps. Une telle séance de Trager peut durer environ une heure et quart, mais cette durée, au fond, n'a pas beaucoup d'importance par rapport à l'objectif qui est de lâcher prise : faudra-t-il seulement quelques minutes, ou plusieurs séances pour qu'un message soit passé et intégré ?

Le confort

Le praticien commence par se soucier du confort de la personne qui se présente. Il l'interroge préalablement et sera particulièrement doux pour rencontrer les parties du corps plus sensibles. La personne est invitée tout au long de la séance à prévenir le praticien de tout inconfort ressenti qui pourrait gêner sur le chemin du lâcher prise.

Dans la séquence de mouvements que nous décrivons ici, la personne profitera bien de son relâchement en position allongée sur une table : dans un premier temps allongée sur le dos, puis en deuxième partie de séance, sur le ventre. Il n'est pas toujours possible d'adopter cette position. Par exemple une femme enceinte pourra être allongée sur le dos, mais sera ensuite installée sur le côté, avec des coussins pour être confortable. Il y a aussi des personnes qui devront rester assises. On cherchera de toute façon la position qui est pour la personne la plus confortable, pour lui permettre de laisser venir les sensations de relâchement, soit globalement, soit pour telle partie du corps plus spécialement travaillée. Le praticien lui-même veille aussi à son propre confort : il doit communiquer confort et détente à travers son toucher.

La tenue

Le toucher du praticien vient à la rencontre des muscles et les interroge en quelque sorte en leur suggérant d'expérimenter ce qui va dans le sens de l'ouverture, de la légèreté, de l'abandon. Ce toucher n'utilise pas de produits tels que huiles, ou talc, il n'est pas vraiment un massage. Le contact et l'écoute des muscles est possible même à travers des vêtements légers. S'il est habituellement proposé à la personne de se mettre en sous-vêtements, celle-ci n'est en tout cas jamais nue. Elle est le plus souvent recouverte d'un drap ou d'une couverture et le praticien découvre au fur et à mesure les parties du corps qu'il travaille.

Le déroulement

La séance commence généralement par un travail sur le cou : Milton Trager disait que c'est là une partie essentielle de la séance et que si le temps manque, c'est au cou qu'il faut donner la priorité : en atteignant les cervicales, c'est toute la colonne vertébrale qui est sollicitée. Et c'est aussi le cou qui fait la jonction entre la tête, le cerveau, et tout le reste du corps. Le praticien revient d'ailleurs au cou tout à la fin de la séance, comme pour conclure le travail qui a été fait. Le praticien se tient derrière la tête, pour laisser plus librement ses mains venir avec douceur ouvrir le haut de la poitrine, rencontrer le cou, le dégager des épaules, suggérer à la tête d'abandonner son poids, de se laisser aller et rouler librement.

Après le cou, le praticien vient à la jambe droite. Les sensations d'élongation qu'il peut donner montrent bien qu'après le cou, il continue à viser la colonne vertébrale, mais en la prenant par l'autre bout. Tout au long de la séance, le praticien n'oublie jamais que quelle que soit la partie du corps qu'il touche, c'est le corps tout entier qu'il atteint à travers les subtiles résonances qu'il induit et qui se propagent dans tout le corps. Le pied peut se desserrer comme de l'intérieur, la cheville et le genou s'aérer, la jambe retrouver sa forme libre et bien posée à partir de la hanche. Le praticien utilise des étirements très doux, un balancement régulier dont le rythme est donné par le corps de la personne, des vibrations qui traversent les muscles jusqu'aux os, une manière de soulever doucement la jambe qui permet d'en sentir le poids qui s'abandonne.

Avant de venir faire le même travail sur la jambe gauche, le praticien invite à comparer les deux jambes, à constater la différence de sensation, à l'exprimer. Le praticien intervient ainsi souvent pour susciter une plus grande conscience du ressenti. Il ne s'agit pas de laisser la personne s'enfoncer dans une sorte d'état second où il ne faudrait pas venir la déranger. La douceur du toucher et le rythme sont tels qu'il est fréquent que la personne se trouve au bord de l'endormissement. Le sommeil peut être un vrai besoin de la personne, mais le sens même du travail de Trager suppose que les sensations puissent aussi être accueillies dans la conscience.

Après la deuxième jambe, le praticien continue à tourner dans le même sens autour de la table et vient travailler sur le ventre et la poitrine, du côté gauche de la personne.

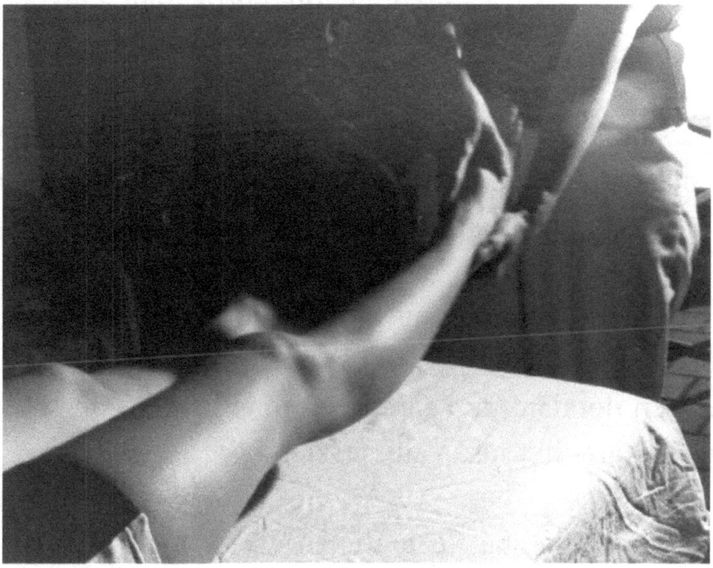

Un toucher très doux qui permet à la jambe de s'allonger comme d'elle-même.

Les muscles abdominaux sont invités à se relâcher et s'abandonnent aux vibrations et poignées de douceur qui viennent les étirer. Puis des bercements et de légères compressions invitent les côtes à trouver leur souplesse, et la poitrine son volume sans effort. Le praticien joue avec cette souplesse et donne quand il le peut une suggestion de liberté par le bercement qui se nourrit de la mobilité des côtes et se propage dans tout le corps. Il passe derrière la tête et va faire le même travail du côté droit. Bien sûr, c'est tout le corps qui est atteint encore une fois, mais chaque côté du thorax profite de la douceur du toucher et le relâchement se fait plus profond lorsque le corps reçoit ces mouvements par l'autre côté. Des sortes de grandes caresses enveloppantes des épaules jusqu'aux orteils marquent l'unité du corps tout entier dans la sensation.

La personne est alors invitée à se tourner sur la table pour se mettre à plat ventre, un petit coussin en haut de la poitrine peut permettre au cou d'être plus confortable. Le tour continue, en commençant par la jambe gauche. La jambe peut se laisser aller, abandonnant tout contrôle dans la main du praticien qui la soulève avec douceur, lui donne la suggestion de l'élongation et balance doucement en donnant de l'aération à tous les muscles de l'arrière de la jambe, du mollet jusqu'aux fessiers.

Après l'autre jambe, le praticien arrive à l'épaule droite. Le bras droit peut alors pendre hors de la table, et les balancements, étirements caressants et vibrations viennent solliciter les articulations de l'épaule et de l'omoplate. Les mains, avec douceur, soulagent la base du cou et le tour de l'omoplate, avant qu'une légère compression vienne comme étaler cette pâte dans le sens de la largeur.

De l'épaule, le travail descend vers le bas du dos : c'est un subtil balancement du bassin qui donne son élongation à la colonne vertébrale. Les mains du praticien entretiennent ce balancement tout en venant inviter les muscles aux différents niveaux du dos à se laisser aller dans la douceur. Le balancement du bassin vient répondre dans une sorte de contrepoids aux vertèbres, en leur donnant un tout petit mouvement qui allège la colonne vertébrale qui s'allonge. Et le praticien peut inviter la personne par les mots et par les mains, à sentir comment le dos respire lui aussi.

Après l'autre épaule, et l'autre côté du dos, viennent de nouveau comme de grandes caresses unifiantes, avant d'inviter la personne à revenir à la position initiale, sur le dos. C'est le moment de conclure : une reprise du cou qui est resté longtemps tourné de côté à plat ventre, et qui a besoin de ressentir son axe. Puis quelques mouvements pour mieux faire goûter la liberté du corps tout entier, en comparaison du début de séance.

Le praticien laisse alors le temps à la personne de se redécouvrir dans la sensation, puis il la guide pour se relever dans la douceur, l'invitant à explorer ses nouvelles sensations en position debout, en marchant. Mais ce travail-là, bien que faisant partie intégrante de ce qu'on appelle globalement la séance de Trager, nous place déjà dans la seconde façon de travailler en Trager, les "Mentastics", dont nous allons parler plus loin.

Cette description peut donner une idée des enchaînements et types de mouvements que l'on peut recevoir dans une séance de Trager. Ces mouvements sont variés : le praticien caresse, soupèse, berce, étire, fait vibrer, laisse peser le poids de ses bras... Nous ne sommes pas entrés dans les aspects techniques des mouvements décrits. Mais cela suffit pour donner une idée de ce à quoi ressemble extérieurement le travail Trager sur table.

Nous avons précisé "extérieurement", car l'essentiel se situe dans le ressenti. La séance dans ce sens est une aventure chaque fois nouvelle : d'une séance à l'autre, les sensations procurées par le même mouvement seront différentes. Les effets de la séance dans le corps et dans la personne toute entière étant cumulatifs, chaque séance profite des séances précédentes, et derrière les mêmes mouvements, le vécu de la séance sera très différent.

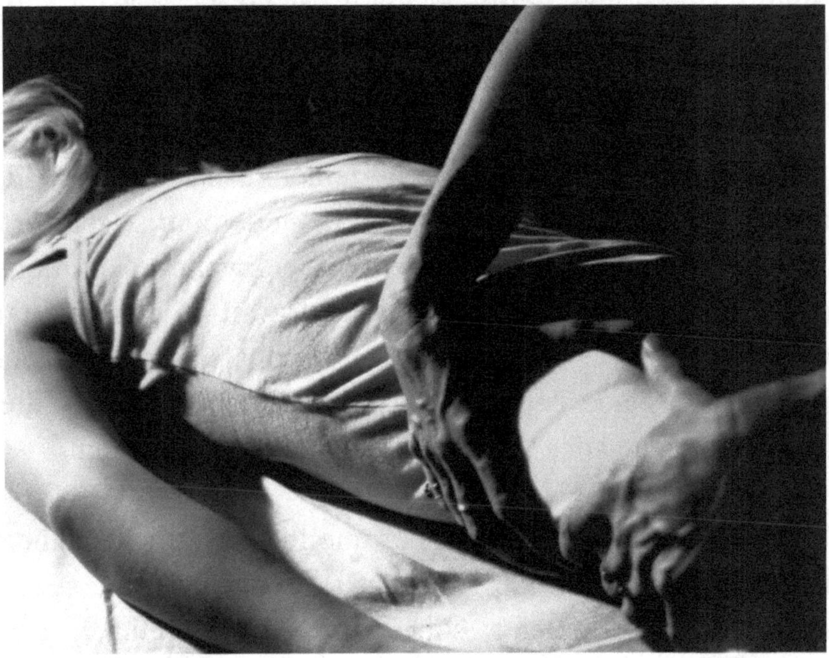

Sentir une douceur libérer le bassin en profondeur.

J'AI REÇU UNE SEANCE DE TRAGER

H.-F. Closset a reçu une séance, et nous a donné son témoignage. C'est un exemple de ce que peut vivre celui qui reçoit la séance de Trager :

"Je m'allonge en maillot de bain, sur la table de massage, plutôt curieuse et ravie qu'on s'occupe de moi pendant une heure. Habituée aux techniques corporelles: danse, massages, shiatsu, do-in, relaxation coréenne, training autogène, etc., j'aime bien les nouvelles expériences qui m'apportent un vécu corporel différent. Mario me recouvre d'un drap et m'enveloppe les pieds que j'ai un peu froids. Il s'assied derrière moi pour commencer par le cou et la nuque."

"Mario me questionne sur mes points fragiles ou douloureux et me demande de lui signaler si je ressens des mouvements inconfortables ou même désagréables. Il reste un long moment sans rien faire ; cela me laisse le temps de me retrouver, de commencer à me détendre. Puis ses mains se posent sur mes épaules, il les repousse alternativement en rythme, régulièrement, sans à-coup, de sorte que ma tête roule doucement d'un côté à l'autre. Je sens une pression qui rayonne jusqu'au sternum et au cou, en éventail. Je suis surprise qu'une pression aussi légère réussisse à déplacer autant de choses : ma tête, mon bras et successivement chaque côté du buste. Je sens cette articulation de l'épaule un peu comme un nœud où se rejoignent des lignes venant de directions complètement différentes : clavicule, sternum, taille, humérus, omoplate, cou."

"Le calme se fait et j'ai l'impression d'un nettoyage intérieur, et pourtant cela n'a pas duré longtemps, deux ou trois minutes au plus, mais toute la partie supérieure de mon corps me semble dépoussiérée et plus présente. Les mains de Mario remontent lentement le long des trapèzes, jusqu'à ma nuque. A-t-il senti un point délicat ? De subtiles vibrations rayonnent de chaque côté. Prise par cette perception totalement nouvelle, faite de douceur et de moelleux, d'un endroit généralement fragile - je suis très sujette aux torticolis - je sens à peine la progression des mains vers la tête, mais elle se soulève en même temps qu'elle roule sur le côté, le menton vers l'épaule. Je ne saurais dire d'où vient l'impulsion, tellement ma tête me semble bouger d'elle-même."

"Pourtant, quelque chose me gêne, je supporte mal de perdre ainsi le contrôle. Oui, je veux contrôler, être présente. Au même moment, le mouvement se ralentit, se transforme en chuchotement, et comme un éclair fugitif, ma tête devient plus lourde dans la main de Mario. Je lâche prise. Une impression nouvelle s'installe alors. Ma tête est comme montée sur roulement à billes : de grands balancements sollicitent tout le cou jusqu'au sternum et à la pointe des épaules. Ce travail plus précis isole chaque vertèbre dans de subtiles rotations cadencées. Elle dodeline, roule, oscille merveilleusement et lorsqu'elle semble ne plus m'appartenir, de longues tractions la raccrochent à tout mon corps, jusqu'au bout des pieds. Ce nouveau ressenti plonge aussi dans mon dos, le long de la colonne vertébrale et je découvre le soulagement au niveau des reins."

"Ne rien faire. Je n'essaie même plus de suivre ce qui se passe ou d'anticiper sur le mouvement à venir : je perçois la matière de mon cou, différente de ce que je percevais avant. Toute cette partie supérieure de mon corps me semble parfaitement équilibrée et vivante, tellement différente du reste de mon corps que je perçois à peine."

"Un léger contact sur mon pied droit, ma jambe se soulève et je suis de nouveau balancée. Mon corps est étiré vers mon pied. Ma hanche est le point de départ de légères tractions qui rayonnent vers les deux épaules et se terminent par un hochement régulier de la tête. J'ai à peine le temps de réaliser cela, que mon mollet tapote doucement la table : les ondes se propagent comme des risées sur un lac et pénètrent profondément dans mon corps. Mon talon pivote rapidement dans la main de Mario. Le mouvement est ainsi imprimé à tous les os de ma jambe et les muscles de ma cuisse ballottent mollement. D'habitude, je ne les sens que lors d'efforts physiques : danse, tennis, courbatures après de longues marches, et là, ils ne dirigent plus le mouvement et sont complètement relâchés, mus de l'intérieur et emportés par leur propre poids. Cette sensation imprévue me ravit, et je souris en pensant que mes muscles rigolent !"

"Les mains remontent le long de ma jambe, mon pied s'agite, parfaitement libre. Puis le rythme se ralentit en s'amplifiant. Le contact se disperse autour du genou, les muscles de ma cuisse sont aspirés en même temps que la jambe roule. Lentement, cette fois, ils se gonflent, l'air circule à l'intérieur. Sans effort, à peine soutenue et pourtant si légère, ma jambe s'ouvre sur le côté, passe à la verticale et se referme en redescendant sur la table. Je cherche à comprendre, à contrôler."

"Au deuxième grand cercle, je sens Mario installer un lent va-et-vient lors de la descente. Il s'est passé quelque chose. Mario s'arrête et me demande de ressentir la différence entre mes deux jambes. La jambe "neuve" est alignée, longue et me semble beaucoup plus haute que l'autre. Je la sens monter jusque dans mon dos. Je suis obligée de bouger l'autre pour en avoir la perception: elle pèse une tonne et elle est raide comme un bout de bois."

"Mario retire le drap de mon buste ; une de ses mains se pose sur le bas des côtes, et l'autre, juste sous la clavicule, vers le creux de l'épaule. Ses deux mains me bercent mollement jouant avec la souplesse de ma cage thoracique. Ce mot de "cage" s'accompagnait pour moi d'une idée de raideur mais j'ai plutôt l'impression d'être transformée en accordéon. A travers ce rythme régulier, je perçois aussi de légers étirements qui ouvrent mon thorax dans toutes les directions ; même mon épaule fait partie du jeu. Mon cœur s'accélère un peu lors des légères pressions sous la clavicule. Je respire plus vite, ma gorge se serre. Un énorme bâillement me mouille les yeux et oblige Mario à s'arrêter. Nous rions tous les deux de l'amplitude de cette réponse. Je me sens aussi plus libre, comme si quelque chose s'était dissous. J'enregistre une image qui passe très vite, celle de mes différents professeurs de danse, me répétant invariablement : "Relâchez le cou, le haut du buste, vous ne respirez pas!" Les mains de Mario sont partout à la fois : elles ouvrent, allongent, assouplissent, elles dialoguent à travers le rythme et sculptent ce qui me paraissait bien rigide."

"Puis, elles descendent lentement vers le ventre, avec précaution et finesse. Les vibrations maintenues plus longtemps sur le plexus déclenchent des gargouillis semblables à des bulles qui remontent dans l'eau. Il est vrai que je suis souvent serrée à cet endroit et que ma respiration s'en trouve réduite. Cela se termine généralement par une barre à l'estomac et des ennuis de digestion. C'est un nœud qui se défait.

"Cette détente diffuse à travers tous mes organes. Que touche-t-elle ? Quel stress accumulé là se libère alors ? Je pleure doucement. Mario s'interrompt et me demande si je veux qu'il s'arrête ou qu'il continue. J'ai envie de rester un peu comme cela, de sentir ce calme et cette plénitude au fond de moi, d'accepter ces larmes comme j'ai laissé venir le sourire."

"Une grand paix règne en moi. Après un énorme soupir, je me sens mieux. Paresseusement, j'amorce un demi-tour en essayant de remuer le moins possible, pour garder cette sensation de pesanteur dans les membres. Sans que je m'en aperçoive, mon pied est soulevé, puis mon genou et tout mon corps va et vient mollement à partir de cette légère traction. Les mains chaudes de Mario enveloppent coup de pied et cheville, sans pression ; le grand balancement se transforme en courtes vibrations de la cuisse qui résonnent dans le mollet, les fesses et le bas du dos. Je n'ai plus la force de suivre ce qui se passe. La position allongée sur le ventre me rend plus difficile la représentation de mon corps en mouvement et je me sens plus encline à sombrer dans un océan de bien-être et de détente."

"Je perçois mon bras explorer l'espace le long de la table, puis mon épaule se mettre à exister à partir de gestes fermes et doux à la fois. Toutes les directions, les rotations, l'amplitude des ouvertures sont explorées, sans qu'aucune douleur ne vienne marquer la limite du mouvement. Cette épaule, souvent tendue, limitée, source d'inquiétude lors d'exercices d'assouplissement, devient complètement libre, ouverte, aisée, large, gonflée comme un flotteur."

"Je rejoins de nouveau le domaine des rêves où je perds la notion du temps qui passe. C'est mon propre grognement de plaisir qui me ramène à la réalité. Dans mon dos, des mains étirent, ouvrent, allongent. Mon bassin et mes jambes sont parfaitement mobiles, indépendants du reste du corps dont ils prolongent le mouvement, comme un écho le long d'une vallée. Dans la grande marée qui me recouvre soudain, chaque partie du dos est travaillée isolément sans que le rythme ne s'interrompe, et tout mon corps participe et reçoit en même temps. Dans une dernière élongation de la colonne vertébrale, la vague me dépose en douceur. Mon dos est bon, vaste, vivant. Je l'ignorais, sauf quand il me faisait souffrir. En devenant le centre de mon corps, il me procure du plaisir et envoie des ondes qui rayonnent vers mes bras, ma nuque et mes jambes. Tout mon corps pétille et semble occuper un volume énorme."

"J'entends la voix de Mario m'expliquer que tout ce bien-être est inscrit dans mon corps et dans mon esprit; ce moment m'appartient et je peux le retrouver quand je veux, simplement en prenant un moment de repos."

"Mario m'aide à me relever et fait quelques pas avec moi tout en soutenant légèrement ma tête afin que je garde cette longueur découverte sur la table. Je me sens effectivement très grande, avec des épaules incroyablement basses, aérienne et gonflée, bien stable sur mes pieds: je flotte en marchant. Il me montre alors des exercices ou plutôt une sorte de jeu à réaliser avec les bras, les jambes et tout le corps pour retrouver plus facilement l'expérience que j'ai vécue..."

Ce témoignage d'Hélène-Flore Closset est une invitation pour chacun à venir goûter les effets d'une séance...

3.

LA PRATIQUE DU TRAGER® : LES MOUVEMENTS "MENTASTICS"®

LES MENTASTICS® ET LEUR ROLE

Le travail corporel Trager comporte un deuxième aspect, qui complète le travail sur table dont nous venons de parler : les Mentastics.

Le mot "MENTASTICS" est une contraction de "mental" et "gymnastique". Il a été forgé par Milton Trager en 1974 pour désigner spécifiquement le type de travail par mouvements qu'il enseignait. Les Mentastics sont des mouvements sans aucun effort que chacun peut faire par lui-même pour rechercher la même sensation de bien-être dans le lâcher-prise. Par ces mouvements, comme par le travail sur table, il est possible d'atteindre les schémas qui inconsciemment nous amènent à vivre en imposant à notre corps des postures, des manières de nous mouvoir qui comportent des rigidités inutiles, des tensions excessives.

Dans la mesure où ils peuvent être pratiqués par la personne sans l'assistance du praticien, ils sont le moyen privilégié pour prolonger les effets des séances, les approfondir et les inscrire dans la vie quotidienne. Mais il faut insister sur ce fait qu'ils sont par eux-mêmes justement un moyen d'aller vers le lâcher-prise sans forcément recourir au travail sur table. Précisons ces deux points.

Prolonger la séance

Dans le travail sur table, le toucher nous atteint profondément. Le praticien vient solliciter des parties de notre corps, des muscles qui échappent à notre conscience et à notre contrôle. Nous avons été prévenus, et l'expérience nous permet de le vérifier souvent : nous utilisons le mot relaxer, mais nous n'avons pas complètement idée de la sensation que ce mot peut désigner, et la séance sur table est idéale pour nous ouvrir de nouvelles perspectives. Une telle séance nous met dans un état de bien-être profond, la personne se sent, comme on dit, "sur un petit nuage" ("nuage dansant", c'est ce que signifie la calligraphie chinoise que Chung-Liang Al Huang réalisa et offrit à Milton Trager après avoir reçu de lui une séance, et dont celui-ci a voulu faire le logo de son travail). Ces effets seront plus durables s'ils sont entretenus et approfondis : ce sont les Mentastics qui vont permettre de prolonger ce bien-être dans la vie quotidienne.

Lorsque le praticien propose, après la séance, des mouvements légers à son patient pour goûter le nouvel état de son corps, il l'invite à mieux s'approprier cette bonne sensation : qu'est-ce qui a changé dans ma sensation quand je respire maintenant après cette séance, laissant mes bras planer comme si j'étais l'oiseau porté par un courant ascendant ? Quelle est ma sensation quand je laisse aller librement le poids de ma tête ? La sensation se met en quelque sorte en mémoire avec le mouvement lui-même, et la reprise de ce genre de mouvement plus tard va permettre de se replonger dans cette sensation, d'aller à sa rencontre, de telle sorte que la séance va continuer à faire son effet... Après une séance de Trager, c'est la mémoire de ce que le corps a reçu, la mémoire du corps lui-même qui s'approfondit par les Mentastics.

Un outil d'exploration

Cependant même si pour la plupart la rencontre du Trager se fait avant tout par l'expérience d'une séance reçue sur table, on n'est pas obligé d'en avoir reçu une pour pouvoir profiter des Mentastics... A travers ce jeu de mouvements, on peut vérifier qu'il est possible d'aller par nous-mêmes à la rencontre de notre corps, de venir écouter nos sensations, et de nous laisser gagner progressivement par une nouvelle détente de nos muscles. Dans l'histoire de Milton Trager nous l'avions déjà vu : le travail que le jeune Milton s'est trouvé capable de faire sur son manager avait son origine dans ce travail qu'il menait sur lui-même dans ses exercices physiques. C'était une recherche de bien-être, de sensations, une écoute de ce qui veut bien advenir dans le corps : "Voyons qui va retomber avec le plus de douceur, de légèreté". Cela a été la recherche, ou plutôt le jeu quotidien de Milton Trager pendant des années sur la plage de Miami, et c'est à travers ce jeu qu'il a pu rencontrer cet état de relâchement qu'il a ensuite communiqué par son toucher. Le Trager a bien commencé par les

Mentastics, et Milton disait à ses étudiants qu'ils avaient à refaire en eux-mêmes le parcours qu'il avait fait, qu'il avait simplement quelques années d'avance... "Respirez profondément" : nous rejoignons bien l'intuition de Milton quand nous prenons conscience de notre respiration, quand nous explorons les sensations qui l'accompagnent, comme si à chaque instant notre respiration était un massage que nous recevons de l'intérieur. Cette simple écoute amorce un travail qui va dans le sens du Trager.

MOUVEMENTS ET LACHER PRISE

Quels mouvements ?

Pour une personne qui explore sa sensation dans la douceur, l'ouverture, la légèreté, les mouvements spontanés sont les meilleurs : c'est le ressenti qui donne sa forme au mouvement, en mesure l'amplitude et le rythme.

Comme pour le travail sur table, la créativité à partir de la sensation s'est cristallisée dans des mouvements qui peuvent être enseignés. Des mouvements nous ont été indiqués par Milton Trager lui-même, ou aujourd'hui sont imaginés et proposés par le praticien à la personne. Ces suggestions sont là pour nous rappeler de ne pas oublier d'aller explorer telle ou telle partie du corps. Ils sont choisis parce qu'ils sont efficaces pour nous mettre sur la voie de la bonne sensation : par exemple un léger balancement du corps en passant le poids du corps vers les orteils puis vers les talons permet de trouver le meilleur équilibre sans effort dans la station debout. Et il y a une certaine logique du corps qui contribue à suivre un ordre, et produit ce qui peut être considéré comme une manière de codifier un mouvement. Ainsi le travail commence plutôt par le coude avant de remonter vers l'épaule, et si les mouvements ont exploré les deux épaules qui sont maintenant bien relâchées, c'est sans doute votre cou qui va réclamer son tour de vacances.

Mais même devenus en quelque sorte classiques, les mouvements ont quand même toujours quelque chose de spontané. C'est ce que voulait dire Milton Trager lorsqu'il disait qu'ils viennent de l'esprit. Il s'agit de laisser venir dans le mouvement quelque chose de nouveau, de spontané, de dépasser ce qui est à faire comme si le mouvement pouvait nous venir sans que ce soit calculé, prémédité. L'essentiel n'est donc pas le mouvement lui-même, mais une sorte d'état d'esprit qui l'accompagne. Paradoxalement, c'est cet état d'esprit qu'il faut décrire quand on demande ce que sont les mouvements : dans "Mentastics" il y a "mental" d'abord...

La sensation d'abord

Plutôt que de dire qu'on "fait" des Mentastics, il vaudrait peut-être mieux dire qu'on "se met en" Mentastics. L'idée même de "faire" ces mouvements pourrait être un obstacle. Quand je fais quelque chose, j'engage ma volonté, et la volonté c'est toujours des muscles qui se tendent. Nos rigidités inutiles relèvent de notre mode de fonctionnement profond et habituel, et elles concernent tout ce que nous "faisons". Si je "fais" mes Mentastics, je vais y mettre ma bonne volonté, mon perfectionnisme, je vais guetter des résultats, me demander si je fais bien ou mal, ou encore, si c'est dans le cadre d'un atelier, me demander si les autres vont trouver que ce que je fais est valable, et de quoi j'ai l'air quand je marche en laissant mon bassin se balancer. Or l'objectif c'est de lâcher prise, de laisser aller le corps dans la détente, d'expérimenter de nouvelles façons d'être, plus souples, plus libres. D'une série de mouvements techniques, codifiés, volontaires, je peux retirer le bénéfice d'une sorte de dérouillage matinal ou d'un simple entraînement physique, mais alors je les dénature, et ce que je fais n'a plus rien à voir avec le Trager. Il ne s'agit pas de faire quelque chose, ou de s'appliquer à soi-même des schémas de mouvements prédéterminés. Le "faire" doit s'effacer et laisser la place au "sentir". Dans la pratique des Mentastics il n'y a pas à se dire "j'arrive" ou "je n'arrive pas" : c'est l'attitude d'exploration, de découverte de ce qui est donné, de ce qui veut bien se donner ou se lâcher, qui est la véritable pratique des Mentastics. Tout mouvement enseigné ou suggéré se situe dans l'optique d'un jeu de questionnement et de découverte de la sensation. Le paradoxe est caractéristique du Trager : on enseigne des mouvements à ne pas "faire" !

La question

Puisqu'il s'agit d'exploration, l'attitude de l'esprit est de se poser la question : quelle est cette sensation ? Et le but des Mentastics n'est pas de rester au simple constat de la sensation telle qu'elle existe, mais de chercher comment cela pourrait être différent, plus libre, plus léger, plus ouvert. Le mouvement est libre, il a sa source dans l'esprit lui-même qui interroge : comment cela pourrait il être plus léger ? Comment cela pourrait-il être plus doux ? Il ne s'agit pas alors de répondre soi-même en faisant appel à son mental, de se rappeler des consignes du genre : je devrais me tenir plus droit, je devrais laisser tomber mes épaules, etc... Nous sommes invités à vivre une expérience originale : je pose la question d'une façon libre, gratuite, et j'attends que le corps réponde, sans chercher à rien faire, sans chercher à forcer les choses. C'est aussi simple que de se demander : "Comment c'est, d'être assis, là, maintenant ? Et si c'était plus confortable ? Avec moins d'efforts ?...".

Voici ce qu'écrit Milton Trager : *"Pose ces questions calmement. C'est dans une attitude ouverte, non directive mais confiante, que la réponse viendra. Par ce questionnement tu fais appel aux potentialités et à la puissance de ton inconscient. Cela ne demande que l'effort d'une pensée... Laisse le mouvement se produire spontanément. N'essaie pas. Essayer implique un effort, et tout effort engendre une tension. Joue avec la sensation de relâchement, de liberté, d'espace. Sois patient. N'essaie pas d'accomplir quelque chose. Laisse venir. Reste en contact avec la sensation".*[i]

Cette recommandation n'est pas facile à réaliser. Je laisse tomber le bras, je lâche prise, et j'ai envie de dire : "J'en ai les bras qui tombent". Comment mon avant-bras pourrait-il retomber plus légèrement ? Je recommence le mouvement, et je me surprends subtilement à vouloir en réalité le "faire" plus léger, au lieu de simplement écouter la différence quand vraiment je ne fais plus rien du tout ! Se mettre en Mentastics n'est donc pas si évident, ou plutôt, c'est prendre un chemin qui nous conduit vers des prises de conscience toujours plus profondes et subtiles. Poser la question à l'avant-bras, et le laisser vraiment tout seul trouver sa manière de nous répondre, découvrir que les tissus du corps répondent d'eux-mêmes, accepter de ne pas savoir d'avance ce que pourra être aujourd'hui cette réponse, pouvoir se laisser surprendre par ce qui peut advenir... C'est tout cela qui est en jeu dans la simple recommandation de sentir.

L'état de méditation ou Hook-up

Où cela nous mène-t-il ? Parlant de son travail, Milton Trager dit clairement qu'il s'agit d'aller plus loin que la simple relaxation. Il est agréable de se détendre, de se sentir relaxé. Si l'on pousse un peu plus loin dans le lâcher-prise, nous pouvons expérimenter un bien-être intérieur qu'on pourrait décrire comme une sorte de paix profonde, de sérénité. Il devient une expérience de paix et d'harmonie intérieure qui harmonise le corps lui-même, et nous rend finement réceptifs à tout ce qui vibre autour de nous. Notre corps ressent une certaine plénitude : mieux enraciné, laissant aller le poids dans le sol, il semble se nourrir de cet air qu'il respire et qui se répand dans les membres, communiquant une légèreté, une dimension nouvelle. C'est une expérience qui atteint l'esprit et le corps.

Cet état ressemble par certains côtés aux effets positifs que peuvent procurer les techniques de méditation des traditions orientales, et c'est dans ce sens que Milton Trager a pu être intéressé par l'échange avec le Maharishi Mahesh Yogi. A partir de son expérience personnelle et de tels échanges, il trouvera ses mots à lui pour parler de cet état, le décrire, expliquer à ses étudiants que leur travail n'est vraiment du "Trager" que s'ils s'enracinent dans cet état. L'expression qu'il a utilisée le plus souvent, c'est l'état de "Hook-up", expression anglaise que les praticiens Trager du monde entier préfèrent ne pas chercher à traduire. Elle suggère qu'on est accroché à quelque chose, connecté, soutenu, qu'on devient une sorte de canal d'une énergie qui nous environne. Cela peut ressembler à des choses que nous pouvons lire dans les textes anciens qui parlent du yoga, du zen, ou de la mystique en général. Mais peu importe ici la façon dont on l'exprime : la pratique du Trager par elle-même n'implique d'adhésion à aucune doctrine, croyance ou théorie déterminée. Milton Trager nous renvoie simplement à une expérience d'un état de relaxation approfondie, un état qu'on peut aussi bien appeler "état de méditation". A chacun de l'intégrer selon sa tradition philosophique ou spirituelle.

Voici comment Milton Trager parle du Hook-up : "*Chaque soir, après le travail, j'allais m'entraîner sur la plage, c'était juste avant le coucher du soleil et la plage était déserte, le seul bruit était celui des vagues qui déferlaient sur le rivage.*

J'harmonisais mon rythme avec celui de l'océan, en balançant mes bras à la cadence des vagues, le sentiment de ne faire qu'un avec la mer, ainsi qu'une paix profonde m'habitaient. J'ai nommé cet état naturel et harmonieux : « Hook-up » parce que, comme dans la méditation, l'Etre se sent relié à l'énergie qui entoure toute créature vivante. Prends le temps de te promener, marche avec la conscience que tu es enveloppé par cette force, elle t'entoure et te soutient. Ce sont les tensions, l'anxiété et l'angoisse qui empêchent de percevoir cette aide disponible".

"Tu as déjà fait l'expérience du Hook-up à un moment ou à un autre ; en voyant un arc-en-ciel, un paysage, la mer ou le visage d'un nouveau-né, tu as été profondément touché par la beauté. Tu en es devenu muet, peut-être tu t'es dit : « Aucun artiste

ne pourrait rendre ce que je vois ». A ce moment-là, tu étais en Hook-up. Hook-up n'est pas un état de passivité, Il est dynamique, vivant, vibrant, et pourtant paisible. Il n'y a rien d'autre à faire, pour avoir accès à cet état, que de permettre que cela vienne. Même essayer et apprendre à lâcher prise implique un effort : aucun effort, ni projet."

"Hook-up est l'élément essentiel des Mentastics. Par le Hook-up, les Mentastics peuvent devenir une méditation en mouvement ; le rythme et l'absence d'effort en font une danse expressive. Le corps découvre une légèreté nouvelle, il n'a plus d'âge. L'être le ressent d'une manière plus intime, son esprit devient le participant subtil à tout mouvement. Le degré de développement de la pratique des Mentastics, est lié au degré d'approfondissement du Hook-up."

PRATIQUE DES MOUVEMENTS "MENTASTICS"®

Exemples de Mentastics

Au cours de la séance de Trager, le praticien guide la personne dans l'exercice des Mentastics en proposant des mouvements. Une séance de Mentastics peut être donnée en groupe. Comment Milton Trager proposait-il ses Mentastics ? Nous en avons quelques exemples dans l'ouvrage sur les Mentastics qu'il a réalisé avec Cathy Hammond, praticienne Trager :

Voici par exemple une proposition de Mentastics des bras :

"Apprends à jouer avec le poids de tes bras et de tes mains,
Lève lentement les bras devant toi, coudes et poignets détendus et légèrement pliés, jusqu'à hauteur de ta poitrine, paumes des mains tournées vers le sol. Sens le poids de tes bras...Ensuite, laisse retomber tes bras sur les côtés, de tout leur poids.
A nouveau, lève lentement les bras devant toi. Reste en contact avec la sensation de poids. Tes bras sont si lourds, que tu peux à peine les garder dans cette position.
Devenir intime avec cette sensation de poids peut t'amener en état de Hook-up...
Laisse retomber tes bras sur les côtés. Ne contrôle pas leur descente. C'est à la force de gravité de les attirer vers le bas. Tu n'as pas à induire consciemment ce mouvement.
Choisis le bras que tu ressens comme le plus libre, et laisse-le pendre de l'épaule de tout son poids, le long de la jambe. La gravité et le poids même du bras font le travail. Ceci suffit à créer un étirement subtil, un espace et une ouverture au niveau du cou et des épaules. Puis, plie le coude et laisse retomber l'avant-bras.
Prends un moment pour te poser la question :"Qu'est-ce que je ressens ?" Participe à la sensation. Continue à questionner : "Comment cela pourrait être encore plus libre ?"
Cette exploration te conduira à l'état de Hook-up. Ce n'est pas à travers les mots de la question que tu développes le ressenti, c'est à travers L'EXPERIENCE de la sensation, ouvre-toi à la réponse, Celle-ci peut ressembler à :"Oh ! oui, je sens plus de légèreté, plus de facilité".
Crée une vibration et une résonance dans le bras, en jouant avec le poids de ton pouce. Tu peux mieux ressentir le poids de ton pouce, en positionnant ta main et en la bougeant comme si tu

grattais les cordes d'une guitare. Tous les doigts participent au mouvement.
Tu sentiras que cette vibration active et met en résonance les muscles de l'avant-bras, l'articulation du coude, jusqu'à la partie supérieure du bras. Cette résonance va du pouce jusqu'à l'épaule. Ne cherche pas à la provoquer, laisse-la se produire, comme si tu étais juste en train d'établir un dialogue avec tes muscles :"Hello ! Bonjour!"
Mes étudiants me demandent souvent :"D'où vient le mouvement ? Est-ce de mon épaule, de mon bras, ou bien de ma main ?" Je leur dis : "Il vient de ton Esprit, et si le mouvement n'a pas son origine dans ton Esprit, alors tu es en train de faire un effort.
Le mouvement est une manifestation spontanée. Laisse faire. L'élan, dû au poids et au rythme, fera balancer le bras de haut en bas. Sens l'espace que tu peux créer dans l'épaule, dans la poitrine, en faisant doucement rebondir ton bras sur le côté.
Lorsque le bras monte, le coude se plie. Si tu sens une tension se développer dans le bras ou dans la main, ralentis le mouvement. Il est impossible de ressentir les vibrations subtiles des muscles si le mouvement est trop rapide. Qu'il soit doux, régulier, rythmique, apaisant, comme si tu berçais un bébé.
Répète le même mouvement de l'autre côté, Il se produira un transfert spontané à l'autre bras de la sensation de légèreté. Tu peux créer un rappel de cette sensation en posant la question :"Comment c'était de l'autre côté, déjà ?"
Pour approfondir et affiner la sensation de légèreté et de Hook-up, d'un geste du bras, balaie l'air devant toi, comme si tu voulais repousser cet air. Il n'y a aucune hésitation dans ce geste, ni force. Reste en contact avec la sensation dans ton bras : Avec quelle douceur peux-tu brasser l'air ? Prolonge ce dernier

mouvement par un grand geste du bras au-dessus et autour de ta tête, comme si tu brossais tes cheveux. C'est un mouvement ininterrompu, il peut apporter une sensation de grâce et de douceur à tes bras, à ta poitrine.
Goûte à la légèreté de tes bras. Plus les tissus deviennent doux, moins ils sont sous l'emprise du vieillissement... ils deviennent "intemporels". Découvre et joue avec les possibilités qui sont en toi, de te mouvoir d'une nouvelle façon. Joue... Ressens...Sois présent..."

Cet exemple montre des suggestions qui conduisent à explorer ce que peut être le lâcher prise du bras, et on y retrouve un certain nombre d'éléments expliqués précédemment. Notons cependant que le praticien qui propose des Mentastics ne se contente pas de simples suggestions orales. Il nous faudrait imaginer Milton Trager faisant devant nous les mouvements qu'il décrit, nous faisant percevoir visuellement ce que peut être le geste du bras, guettant notre façon de bouger, revenant sur d'autres indications de mouvements s'il perçoit que nous ne sommes pas vraiment libérés de notre mental et présents à notre sensation. Il viendrait même toucher doucement une épaule, simplement soulever lentement notre bras pour nous aider à en sentir le poids, ou encore il nous inviterait à sentir le poids de son propre bras... Tout cela pour nous permettre d'entrer réellement dans les Mentastics.

Le Trager est une éducation, et l'aide du praticien est toujours utile. "*Le Hook-up est comme la rougeole ; on l'attrape de toute personne qui l'a*", dit Milton Trager.

Le mouvement et les images

Un mouvement que l'on présente n'est jamais une posture ou une forme précise dans laquelle le corps doit se couler. Si on en donnait une description trop théorique et anatomique, notre mental serait trop sollicité, et nous nous retrouverions en train d'essayer, en train de faire. "*N'analyse pas le mouvement*", dit Milton Trager. "*L'analyse est une fonction de la pensée consciente*". Analyser le mouvement que nous faisons, nous empêche d'avoir cette sorte de présence à la sensation qui est le sens même du Trager.

Une bonne manière de contourner cette difficulté, c'est de recourir à l'imagination. Nous ne pouvons pas imaginer sans que notre corps intervienne. Par exemple quand je m'imagine caresser quelque chose de très doux, les muscles de ma main s'adoucissent. C'est pour cela que les suggestions de mouvements se feront volontiers par les images : j'imagine par exemple que mon avant-bras se soulève comme s'il était tiré par le fil d'un marionnettiste, j'imagine que le fil casse et le bras retombe. Dans cet exemple, je n'ai pas à penser à lever puis à baisser le bras, j'ai simplement à explorer la manière dont mon bras peut se soulever comme s'il était porté, et sentir le rebond dans les muscles, et jusque dans l'épaule quand il retombe... Il y a des images qui sont devenues classiques comme le mouvement qu'elles supportent. Par exemple comment se relâcher en position debout sans nous avachir ? Les images ou suggestions pour nous y aider seront différentes, et nous inviteront à prendre conscience de cet axe intérieur autour duquel nous nous sentons si bien debout, et presque en train de grandir sans effort : cela peut être l'image du fil qui nous soulève ou celle d'un petit nuage léger qui flotte au-dessus de notre tête, et auquel nous sommes accrochés pour être comme soulevés du sol... Précisons que chacun étant engagé dans son imagination avec toutes ses expériences vécues, il faut s'assurer que l'image lui convient et est susceptible d'induire le mouvement plus libre et la sensation recherchée : dans un domaine analogue, je ne mettrai pas quelqu'un en appétit en lui suggérant un plat qu'il n'aime pas !

Le poids

Une autre manière d'aller à la sensation sans s'arrêter au caractère extérieur du mouvement, c'est de se concentrer sur la sensation du poids, celui du corps tout entier ou celui des différentes parties du corps : celui du bras, du pouce dans l'exemple ci-dessus. Notre corps, comme tout corps, est pesant, et pour qu'il pèse il n'y a vraiment rien à faire : puis-je laisser plusieurs dizaines de kilos peser dans ce fauteuil ? La plupart du temps nos tensions nous empêchent précisément de sentir librement ce poids, et quand nous décompressons, nous subissons la lourdeur, nous ressentons un manque de tonus. En allant à la recherche de la sensation du poids de notre corps, nous sommes amenés à lâcher nos muscles, à lâcher prise. Il nous est peut-être arrivé de sentir ce lâcher-prise lorsque, sans avoir besoin de regarder le bébé que nous portons sur les bras, nous savons qu'il s'est endormi : il se laisse complètement aller et peser de tout son poids. Ce que nous sommes invités à explorer dans la pratique des Mentastics, c'est la possibilité de lâcher nos tensions un peu comme ce bébé. La question "Comment cela pourrait-il être plus léger ?" qui sous-tend les mouvements n'est pas en contradiction avec l'exploration du poids du corps. Dire que la sensation du poids est en relation étroite avec la sensation de légèreté ne surprendra pas ceux qui ont une expérience de la relaxation en général.

En faire moins

Que ne ferions-nous pas pour nous débarrasser d'une tension, d'une douleur ? Faire et refaire le mouvement censé nous faire du bien, avec obstination et conviction... Nous sommes tentés par le passage en force. En particulier lorsque nous rencontrons une résistance, une fatigue : inconsciemment nous sommes tentés de vouloir faire.

Milton Trager a beaucoup insisté : "*Lorsque tu ressens des raideurs et des tensions, ne rentre pas en conflit avec ton corps en essayant de te débarrasser de la raideur, ce qui serait une réaction naturelle pour la plupart des gens ; plus importante est la contrainte, plus le mouvement se doit d'être léger*".

Sans doute est-ce là une des difficultés des Mentastics, c'est en ce sens qu'elles supposent une attention particulière qui est déjà une manière d'être en Hook-up. Cette attention est patience et confiance qu'une réponse peut venir là où justement nous ne cherchons pas à la provoquer, à la faire nous-mêmes. Le bon moyen est de chercher ce qui pourrait être plus léger, plus subtil : est-ce que je pourrais en faire deux fois moins ? Et encore deux fois moins ?... On diminue le rythme, l'ampleur, le nombre des mouvements pour être plus près de la sensation, moins dans le "faire". Le mouvement peut se faire presque imperceptible : il suffit parfois de l'imaginer pour que la sensation puisse se développer.

Rappelons-nous la révélation de la respiration. Milton Trager nous propose un Mentastic : "*Assieds-toi confortablement sur une chaise, ou bien allonge-toi sur un lit. Sens l'air entrer sans aucun effort lorsque tu inspires. C'est si simple... Il n'y a rien à faire. Laisse l'air entrer, ne cherche pas à prendre une grande inspiration. Cette forme subtile de respiration peut t'amener en état de Hook-up profond. Zéro effort à fournir, n'essaie pas de bien faire. Participe à la sensation de l'air qui rentre, la profondeur de l'inspiration se décidera d'elle-même, l'expiration se fera ensuite spontanément. Sens la détente envahir tout ton corps lorsque tu inspires doucement, simplement. Tu peux reconnaître la sensation d'effort. Comment réduire de moitié cet effort ? Et encore de moitié ? Et encore ? Voici le processus que tu peux suivre pour développer l'impression de "ne rien faire", car c'est bien de ce "rien" qu'il s'agit... Ne rien faire pour ressentir ce "rien"...*

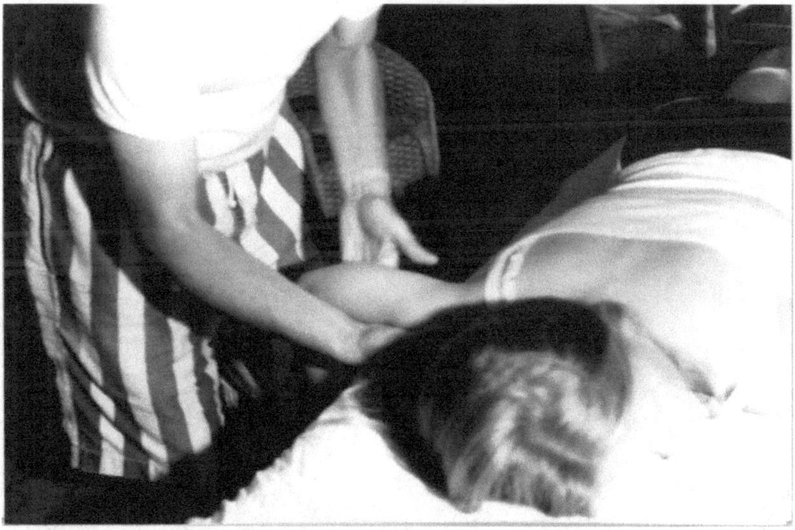

Ressentir le poids du bras qui s'abandonne

4.

LES PRINCIPES DU TRAGER®

De cette pratique que nous avons décrite, nous pouvons maintenant dégager et résumer les principes qui la sous-tendent. La méthode Trager ne s'accompagne pas d'un discours théorique bien défini, et comme nous l'avons vu, elle est née de l'expérience, de la pratique, du ressenti. Les éléments que nous récapitulons ici ont plutôt le caractère de faits à constater et expérimenter avant de prétendre les expliquer.

Le corps et l'esprit

La méthode Trager est une méthode qui prend pleinement en compte le rapport entre le corps et l'esprit. Toutes les pratiques corporelles, les thérapies qui mettent en jeu le corps à travers les émotions, les mises en situation, les comportements, les visualisations, peuvent bien sûr prétendre tenir compte de ce rapport entre le corps et l'esprit. Mais la méthode Trager, par l'association du travail du toucher et les Mentastics, présente une manière globale d'aider les personnes à se retrouver pleinement elles-mêmes. Le travail corporel Trager en général, n'est pas qu'un simple massage qui s'adresse au corps, il est un message pour l'esprit, et ce message se transmet par un toucher. Milton Trager a dit et répété que c'était l'esprit qu'il s'agissait d'atteindre, tout en nous faisant découvrir qu'on pouvait sentir la réponse dans les muscles : dans la pratique du Trager, ce rapport étroit entre l'esprit et les tissus est fondamental. Le travail vise et "touche" la personne toute entière dans sa globalité corps et esprit, en la renvoyant à sa propre sensation. La sensation est justement dans toute la tradition philosophique une notion limite mystérieuse qui concerne le corps par sa face physiologique et neurologique, mais aussi l'esprit en tant qu'elle est phénomène psychologique. Le Trager joue exactement sur cette articulation de l'esprit et du corps. Est-il possible d'avoir une pratique concrète qui aille plus loin dans l'affirmation de l'unité corps-Esprit ?

Les muscles

Les mouvements Trager dans le travail sur table comme dans les Mentastics conduisent vers le relâchement des tensions musculaires. C'est essentiellement aux muscles que l'on s'adresse lorsqu'on pose la question: "Comment cela pourrait-il être?" et la force du travail Trager se comprend lorsqu'on se rappelle la place et l'importance des muscles dans notre corps.

Rappeler quelques unes de leurs fonctions, c'est évoquer tout ce qui peut être atteint grâce au Trager. Les muscles les plus visibles maintiennent ensemble notre squelette, donnent sa structure à notre corps, ils interviennent dans nos gestes, nos postures. D'autres agissent dans notre respiration. Sans muscles, nous ne pourrions pas nous alimenter, ils interviennent tout au long du fonctionnement de notre tube digestif. Des muscles ont un rôle dans la circulation du sang et de la lymphe, dans les différentes sécrétions de notre corps. Ils sont indispensables à tout mouvement, même le simple fonctionnement de nos organes sensoriels requiert la participation de muscles. Ils sont omniprésents, et ils engagent notre existence à travers la sensation et l'image que nous avons de nous-mêmes ainsi que notre vie de relation, notre capacité d'expression et de communication...

Les muscles et la pensée

"Les muscles sont bêtes", disait Milton Trager, voulant dire par là qu'ils ne fonctionnent que sur ordre : ordre volontaire, ou qui relève de l'automatisme acquis par l'habitude, ou encore purement réflexe. Les muscles sont en tout cas toujours en relation avec des états psychiques. La cause d'une tension musculaire réside donc non dans le muscle lui-même, mais dans un schéma mental, conscient ou inconscient le plus souvent, qui commande à ce muscle de rester en tension. C'est ainsi que nous pouvons observer dans notre corps des tensions musculaires qui ne disparaissent pas par simple volonté. Si nous agissons mécaniquement ou chimiquement sur le muscle, nous pouvons peut-être modifier son état, mais cela sera le plus souvent temporaire si nous n'avons pas dénoué et atteint l'information qui met le muscle en tension et qui est inscrite dans notre système nerveux, dans notre inconscient. Ce sont ces schémas que le Trager permet d'atteindre.

Les schémas

Les schémas qui règlent le bon fonctionnement de nos muscles se mettent en place dès notre enfance. L'enfant apprend à marcher par lui-même, et met en place inconsciemment, par un jeu d'essais et d'erreurs, les éléments qui permettent d'assurer son équilibre dans la marche et sa posture. Au cours de notre vie, ces schémas continuent à évoluer, et ils prennent en compte les expériences que nous vivons : un problème physique peut nous amener à modifier notre façon de marcher, de nous tenir. Chaque tension vient limiter notre capacité de mouvement. Les problèmes psychologiques eux aussi interviennent : les souffrances, les soucis, les angoisses, nous les portons sur notre visage, nos épaules, ou nous les logeons au creux de nos viscères. La personnalité que nous développons s'inscrit dans des attitudes qui sont aussi corporelles. Ainsi s'installent des schémas dont nous ne prenons généralement conscience que lorsqu'ils deviennent inconfortables ou ont fait suffisamment de dégâts dans le corps pour produire des dysfonctionnements. Ils sont les reflets d'expériences négatives, et sont devenus notre manière d'être habituelle, échappant au contrôle de notre volonté parce que nous avons perdu jusqu'à l'idée de ce qui pourrait être mieux pour nous. Nous marchons, respirons à l'étroit... Lorsque nous ressentons cet inconfort de notre être, nous allons avoir tendance à réagir en faisant des efforts, en ajoutant de nouvelles tensions, et en produisant de nouveaux schémas négatifs et limitatifs, en particulier si nous nous mettons à penser que tout cela est malheureusement normal et dû à l'âge... "Le jour où l'on se met dans la tête que ses forces diminuent, on commence à vieillir vraiment ! Car c'est l'esprit qui modèle le corps. Le corps n'est pas réellement limité par des blocages au niveau physique, mais plutôt par un schéma mental de tensions, c'est l'esprit qui inconsciemment dirige les fonctions du corps, c'est de l'esprit que naissent les blocages. Comprenons bien que dans le processus du vieillissement, il n'y a pas que des tissus dont il faut tenir compte, mais aussi de toutes les expériences stockées dans l'ordinateur de notre cerveau et qui demeurent toujours influentes dans le fonctionnement du corps. Le modèle du vieillissement existe plus dans l'inconscient que dans les tissus." (Dr Jean-Louis Maric, Mémoire de Capacité en Gérontologie. Le Dr Marie est praticien Trager).

Le travail Trager a l'ambition d'inverser ce processus : *"Chacun de nous peut croître et se réaliser pleinement à condition d'expérimenter quelque chose de différent et de meilleur. Tout être est la somme de toutes les sensations de ses expériences physiques et psychiques, positives et négatives, qui ont fait sa vie. Ces sensations sont enregistrées dans la mémoire inconsciente et ne peuvent être effacées. Au cours des mouvements Mentastics, chaque résonance dans les tissus envoie un message à l'Inconscient sous forme de sensation positive. Ce réservoir d'impressions de bien-être peut contrebalancer et prévaloir sur les structures limitatives. Lorsque tensions et blocages sont dissous, la personne ressent davantage d'énergie, et une plus grande vitalité"*.

La communication et l'inconscient

De tous temps, les massages relaxants ont existé. Ce n'est pas à ce niveau que se situe "l'intégration psychocorporelle Trager".

La découverte de Milton a été celle d'une forme subtile de communication dans l'état de lâcher-prise. Parler de communication ou de message signifie que s'il y a des parties de notre corps qui sont tendues, c'est à cause d'informations inconscientes présentes en nous, et qui déterminent cet état des tissus. Les effets du toucher, aussi bien que le jeu de découverte et la prise de conscience de nouvelles sensations de liberté dans les mouvements, ont montré que de nouvelles informations pouvaient s'inscrire en nous. Pour évoquer cela, Milton Trager a utilisé le terme "Inconscient", disant que c'était là ce qu'il fallait en quelque sorte toucher : "*Il s'agit d'aider la personne à changer son inconscient qui est en rapport avec la partie de son corps qui ne va pas tout à fait bien*". C'est logique, puisque nous n'avons pas conscience de ces informations en tant que telles, et que nos tensions sont rebelles à la conscience volontaire.

Cette façon d'utiliser le terme Inconscient nous éloigne de l'usage qu'en fait souvent la psychologie moderne, en particulier dans la psychanalyse Freudo-Lacanienne qui vise "le corps de la lettre" dans le "jeu du Signifiant". Le Trager travaille sur le corps lui-même, alors que l'outil de la psychanalyse est le langage. Faut-il opposer les deux démarches ? Si l'on veut bien admettre que les phénomènes psychiques et mentaux sont toujours en relation avec l'état physique, on devrait se demander si l'existence reconnue de phénomènes psychiques inconscients n'implique pas leur versant physique, dans un sens différent des symptômes de la psychanalyse. Il y a là un domaine de recherche pour les thérapeutes.

Il est remarquable de constater comment des émotions oubliées peuvent remonter : par exemple un vieux chagrin enfoui, une souffrance du coeur et du ventre maternel qui revient et se libère avec des petits à-coups en forme de sanglot au moment où une tension se relâche dans le ventre. Ou encore au moment où la hanche se libère, une sensation d'incroyable légèreté de la jambe vient rappeler ces jambes de petite fille qui sait courir très vite et avec légèreté au milieu des garçons, au moment où survient l'accident qui blesse un temps le corps et renvoie ce temps-là à un passé perdu, passé qui était enfoui dans une tension qui se relâche enfin...

Trager et Thérapie

Pourquoi dire à la suite de Milton Trager que la personne est son propre thérapeute ? Le travail de Trager vise une prise de conscience d'un état de bien-être où se régénèrent le corps et l'esprit. De ce fait le praticien Trager n'a pour rôle que d'aider la personne à progresser dans cet état en se prenant en charge elle-même dans ses propres sensations. Les bienfaits que retire la personne sont des bienfaits qui résultent de l'état qu'elle développe en elle. Elle les tire donc en quelque sorte de son propre fonds. En découvrant des sensations nouvelles de liberté, de bien-être, la personne se trouve rendue à elle-même : c'est sa propre sensation qui devient régulatrice, non la parole d'un autre. Et l'exercice de cette liberté se réalise et s'approfondit dans la pratique autonome des Mentastics.

Dans le Trager, il n'y a pas de mouvements ou de manipulations censés soigner telle douleur ou telle maladie. Il y a sans doute un malentendu lorsque le praticien se voit demander : "Si j'ai mal à tel endroit, quels Mentastics dois-je faire ?". Bien sûr, il y a des mouvements ou des positions qui apportent mécaniquement un soulagement, comme par exemple de soulager des douleurs lombaires en plaçant un coussin sous les genoux quand on est allongé, ou de réchauffer des muscles tendus. Mais cela ne relève pas du Trager. Dans ce genre de situation, on attend du thérapeute qu'il fasse le nécessaire en quelque sorte à notre place, ou bien on espère soulager son mal à force de mouvements volontaires. La proposition du Trager est autre : elle consiste à permettre à la personne de sentir qu'elle peut se mouvoir dans la douceur et le bien-être, mais cette recherche la concerne elle seule. Après la séance, elle emporte cette sensation inscrite dans son corps, mais il n'y a qu'elle qui puisse l'écouter, la laisser se développer au fil des séances et des Mentastics pour qu'elle finisse par irradier dans les gestes de la vie quotidienne. C'est pour cela que le praticien l'invitera à se souvenir de sa sensation plutôt que des mouvements à faire. La personne doit être prête à recevoir cet enseignement-là plutôt qu'un traitement. Le travail de Trager est d'abord l'affaire de la personne, c'est son choix, sa recherche au même titre que sa sensation lui appartient.

Entrer dans cette démarche n'est pas si évident qu'il y paraît : la tentation est grande de rester polarisé sur une douleur, sur une tension. Ainsi par exemple, telle personne qui souffrait du cou et qui vient de se relever d'une séance sur table s'étonne de la disparition de sa douleur, et se demande où elle est passée, ce qui peut en rester, comment elle fera si elle revient... Un peu comme si la recherche de ces traces de douleur pouvait la rassurer sur elle-même. Cette attitude là montre *a contrario* le sens du travail de

Trager : au lieu de cultiver la sensation douloureuse ou telle tension qui au fond nous servait de repère, redécouvrir son corps, se redécouvrir soi-même comme sujet de sensations nouvelles.

Quelque part on va à l'aventure, d'autant plus renvoyé à soi-même qu'à travers ces tensions qui ont bougé, ce sont nos émotions et nos évaluations qui sont atteintes : ainsi cette jeune fille qui aperçoit combien ses épaules relâchées donnent de l'ouverture à sa poitrine, mais aussi à quel point cela l'ouvre et l'expose dans la rencontre des autres... Si le travail de Trager peut favoriser l'émergence d'émotions ou de souvenirs enfouis, ce n'est cependant pas directement son but. La pratique du Trager, que ce soit par le travail sur table ou par les Mentastics, est une forme de dialogue avec soi-même au niveau du ressenti, et l'accueil de la sensation est aussi accueil de l'émotion qui peut venir. Mais en aucune façon le praticien ne cherche à forcer l'émergence d'émotions, ou à déstabiliser la personne. Il dosera au besoin la profondeur de son travail pour permettre à la personne de toujours disposer librement d'elle-même. L'émotion, comme la sensation, appartient à celui qui l'éprouve, et lorsqu'il arrive que survienne l'émotion, la présence discrète et respectueuse du praticien contribue à cette distance intérieure qui est donnée par le lâcher-prise, distance qui permet l'accueil de ses propres émotions et la prise de conscience sereine. On peut deviner ici à quel point le travail de Trager peut être complémentaire d'un travail plus directement psychologique. Mais celui-ci n'est plus directement du ressort du Trager en tant que tel : ce n'est pas le rôle du praticien Trager que de chercher à révéler ce qui serait caché, ou de donner des interprétations sur le sens d'un ressenti. Un praticien peut bien sûr avoir acquis par ailleurs des compétences ou qualifications pour se présenter comme thérapeute. Mais dans la logique du Trager, qui est celle du non-faire, il n'y a aucune intention de "*manipulation*", pourrait-on dire, pas plus sur le plan psychologique que sur le plan physique. C'est pour cela qu'il convient d'insister sur le fait que la personne est, au sens où on l'a expliqué ci-dessus, son propre thérapeute, et que la démarche dans le Trager n'est authentique que si elle renvoie au ressenti et au jugement libre de la personne.

Le Hook-up

L'expression revient souvent sous la plume de Milton Trager. Nous avons déjà évoqué cet état de méditation. Il faut remarquer qu'il est la condition du Trager (cf. chapitre précédent). Le toucher du praticien n'est un toucher efficace au sens du Trager que si les mains d'elles-mêmes parlent en quelque sorte de lâcher prise, et ceci engage une recherche personnelle du praticien qui le concerne en tant qu'état du corps et de l'esprit. Pour donner une séance de Trager, le praticien recherche et approfondit cet état intérieur comme s'il pratiquait pour lui-même des Mentastics. Le développement de son expérience va donc à la fois dans le sens de son propre bien-être et de l'efficacité de son travail. A la suite de Milton, il communique l'état qu'il développe en lui-même. Il y a ainsi une interaction entre ce qu'il donne et ce qui se développe en lui. Le praticien a conscience de ce processus, de cette démarche qui s'approfondit et se nourrit d'elle-même, lorsqu'elle est bien dirigée dans le sens du lâcher-prise. Il est l'homme de la question : "Comment cela pourrait-il être ?", prêt à laisser émerger de nouvelles expériences, prêt à se remettre en question. *"Ne rien faire pour ressentir ce "rien"... Il y a de nombreux degrés de profondeur dans la pratique des Mentastics et dans l'état de Hook-up..."*

Si l'on observe cet état, on peut remarquer qu'il est diamétralement opposé à l'état de stress, qu'il est un état physique et mental de paix et de sérénité. Autant le stress peut dévorer l'énergie de la personne et épuiser le corps et l'esprit, autant à l'inverse l'état de "Hook-up" rend cette énergie disponible. L'expérience permet de sentir qu'une telle libération des tensions a un effet régénérateur tant au plan physique qu'au plan psychologique. "*Il y a de nombreux degrés dans l'état de Hook-up*" vient de nous rappeler Milton Trager. Les effets parfois surprenants du Trager ne sont après tout que les effets d'un tel état, et la question de leur explication est à poser aux scientifiques. La recherche de cet état vaut en tout cas la peine, en raison de tous les bienfaits procurés, et parce que cet état est par lui-même agréable.

Rester cartésien...

En mettant l'accent sur le ressenti, en explorant les effets du toucher en termes de messages atteignant les schémas de l'inconscient, le travail corporel Trager se situe pleinement dans la ligne de l'affirmation de l'unité corps-esprit qu'on trouve déjà chez le philosophe Descartes : "De ce que notre âme est de telle nature qu'elle a pu être unie à un corps, elle a aussi cette propriété que chacune de ses pensées se peut tellement associer avec quelques mouvements ou autres dispositions de ce corps, que, lorsque les mêmes dispositions se trouvent une autre fois en lui, elles induisent l'âme à la même pensée ; et réciproquement, lorsque la même pensée revient, elle prépare le corps à recevoir la même disposition".(lettre à Chanut du 1er février 1647). Ce rapport étroit entre la pensée et le corps, nous l'avons déjà évoqué en parlant du jeu des images dans les Mentastics, et Descartes nous en donne ici le principe.

Il revient aux scientifiques d'explorer ces phénomènes psychocorporels qui se produisent dans le Trager et sans doute aussi dans d'autres approches corporelles, et la découverte des neuropeptides laisse espérer des progrès de l'explication. Certes il arrive qu'on entende exprimer une certaine méfiance vis-à-vis des pratiques corporelles considérées comme irrationnelles par rapport à une certaine culture scientifique dans le domaine de la médecine. Mais gageons qu'avec bon sens, les scientifiques ne voudront pas se montrer plus cartésiens que Descartes lui-même, et qu'ils sauront trouver dans le Trager un champ d'expérimentation exceptionnel sur l'unité de la personne âme et corps. Prendre en compte cette unité relève du bon sens, et il n'y a pas besoin d'être grand philosophe pour le comprendre : "Les choses qui appartiennent à l'union de l'âme et du corps, ne se connaissent qu'obscurément par l'entendement seul, ni même par l'entendement aidé de l'imagination ; mais elles se connaissent très clairement par les sens. D'où vient que ceux qui ne philosophent jamais, et qui ne se servent que de leurs sens, ne doutent point que l'âme ne meuve le corps, et que le corps n'agisse sur l'âme ; mais ils considèrent l'un et l'autre comme une seule chose, c'est-à-dire, ils conçoivent leur union." (Descartes, Lettre à Elisabeth juin 1643).

5.

EFFETS ET INDICATIONS

Pour finir, il faut parler un peu plus précisément des effets du Trager. Le jeune Milton avait 18 ans quand il a soulagé son père d'une sciatique rebelle. Depuis ce temps-là, on ne compte plus les occasions dans lesquelles le travail corporel Trager a fait ses preuves. Les praticiens qui exercent aujourd'hui sont venus au Trager selon des cheminements personnels différents, chacun apportant son charisme. De ce fait ils peuvent avoir des types de pratiques aussi différents que peuvent l'être les domaines de la rééducation motrice et de la psychiatrie, permettant à des personnes de rechercher par le Trager une amélioration de l'état du corps lui-même aussi bien qu'un mieux-être psychologique.

Nous pouvons évoquer ici quelques applications du Trager, en commençant par les domaines plus directement corporels. Quelques témoignages ensuite rappelleront quelques aspects de ce bien-être psychologique que l'on peut retirer du Trager.

Une éducation, pas un traitement

Mais avant d'évoquer ces applications et bienfaits du travail corporel Trager, il importe de bien délimiter son domaine. Certains praticiens Trager sont médecins de formation, ils sont donc habilités à établir diagnostics et prescriptions. Ce n'est pas le cas cependant de la plupart des praticiens qui viennent d'horizons divers. Il convient d'avertir toute personne s'adressant à un praticien Trager en général que le Trager est un travail corporel d'éducation du mouvement et non une méthode thérapeutique destinée à soigner des troubles précis selon une procédure et une technique définies. L'Institut Trager encourage les praticiens à préciser le sens de leur pratique en proposant la déclaration suivante :

"Le but de l'intégration psycho-corporelle Trager est de faciliter l'abandon de profondes structures psycho-corporelles, causes de limitation. Ceci est réalisé à l'aide du toucher et de l'enseignement de mouvements. L'Approche Trager n'est en rien une méthode de traitement ou de diagnostic, pas plus qu'elle ne remplace un traitement médical quand celui-ci est indiqué ou réclamé. Celui qui pratique l'Approche Trager en aucun cas ne traite, prescrit ou diagnostique une maladie ou toute autre affection physique ou mentale. Aucune parole ou acte d'un praticien Trager ne saurait être faussement interprété dans ce sens. Toutes les fois où il y a soupçon ou connaissance d'un trouble physique ou mental, il est indispensable qu'un médecin soit consulté avant de mettre en œuvre une Approche Trager. Bien que cette Approche Trager puisse entraîner une amélioration de symptômes aussi bien physiques qu'émotionnels, elle ne saurait en aucun cas remplacer l'avis ou le traitement d'un médecin qualifié."

Que peut soigner le Trager ?

Le Dr Jean-Louis Marie, qui est justement médecin qualifié et aussi praticien et formateur en Trager, a fait un travail sur « Trager et Pathologies ».
Voici ce qu'il a écrit :

***"En abordant ce thème « TRAGER ET PATHOLOGIES »**, il serait facile de tomber dans le piège de rédiger une liste exhaustive des maladies que l'être humain peut rencontrer dans son existence et pour lesquelles il pourrait tirer bénéfice de la méthode Trager.*
Cette liste serait ennuyeuse et ressemblerait rapidement à des petites recettes qui nous éloigneraient de la dimension holistique de la méthode mise au point par le Docteur Milton Trager dans les années 50 du siècle dernier.

Il nous faut d'abord nous questionner :
- Sur le Trager, ses bases physiologiques, son fonctionnement ? Quels sont les principes de base de cette méthode pour pouvoir prendre soin de l'autre ?
- Sur les pathologies dont l'arborescence lexicale pourrait se décliner en termes de symptômes, de syndromes, de maladies, de traitements, de guérison, de prévention, de risques ?

Dans cette réflexion, notre ambition sera d'accompagner le praticien dans sa pratique, de bien montrer la pertinence du

Trager pour les gens du domaine médical, de guider le client et le public pour mieux cerner la problématique parfois complexe de l'attendu du Trager dans certaines situations pathologiques. Mais il ne faudra jamais perdre de vue que l'attendu sera toujours au bénéfice de la personne elle-même dans la dimension holistique de l'humain.

***Analysons donc les principes du Trager** tels que les définissait le Docteur Milton Trager :*

« Le Trager consiste à utiliser les mains (et non à les imposer) de façon à influencer les modèles psychocorporels profondément ancrés dans l'esprit et dans le corps. Il s'agit de briser ces modèles profondément ancrés qui, inhibent, bloquent et altèrent les mouvements libres et fluides, provoquant ainsi la douleur et la perturbation du bon fonctionnement des régions atteintes et les compensations psychocorporelles qui s'ensuivent. Etant donné que les blocages sont libérés à la source (esprit), le patient peut enfin connaître une libération et un soulagement durable de ses modèles figés. Il en résulte une amélioration générale du fonctionnement.
Le Trager fournit le contexte dans lequel le client apprendra :
- A reconnaître et à laisser aller les modèles inconscients de blocage physique et émotif, à réduire le stress, les frictions et les tensions chroniques.
- A accroître sa résistance, sa flexibilité et sa mobilité en se débarrassant des vieux modèles qui le limitaient dans ses mouvements et sa perception de lui-même.
- A nourrir et à enrichir les capacités d'expression qu'il désire.

- A éveiller de plus en plus sa conscience à l'intégration globale du corps, de la raison et de l'esprit. »

A partir de ces mots de Milton Trager, il est facile de poursuivre la réflexion en avançant que les manifestations physiques des maladies sont intimement liées aux idées limitatives que l'on se fait de soi-même créant ainsi un cercle vicieux bien facile à comprendre. Ainsi l'approche thérapeutique du Trager s'attache à éveiller chez le client des expériences susceptibles de l'aider directement à influencer son corps et son esprit. C'est ainsi que dans le cas de nombreuses affections il devient possible de procurer du soulagement, de différer les récidives ou les complications, voire même de les prévenir.

On pourrait rétorquer que cette analyse générale de l'effet « thérapeutique » du Trager n'est pas scientifique !
Je répondrais... oui et non !

- Oui, elle est scientifique ; en effet, la méthode rejoint la physiologie du corps humain, contraction-expansion au niveau musculaire, mobilité des articulations, sollicitation du système nerveux pour véhiculer des messages vers le cerveau et utiliser ses « réponses-reflexes ».
Grâce aux nouvelles méthodes d'imagerie dont bénéficient maintenant les neurosciences, il serait très certainement possible de visualiser l'impact du Trager sur notre conscience (au sens large du terme) et sur notre esprit inconscient qui est la part cachée de notre conscience.
Gageons que ces études pourront se faire dans un avenir proche !

- Non, elle n'est pas scientifique dans la mesure où le ressenti (le feeling) reste au premier plan de la méthode Trager... « La perception et la réceptivité sont les conditions essentielles de mon travail » disait le Docteur Trager. Ces données n'appartiennent pas à la science, ou du moins pas encore !

Comment envisager les états pathologiques qui pourraient bénéficier de l'approche Trager ?

Nous pourrions lister les maladies de « système » reliées à nos différentes spécialités médico-chirurgicales : système cardio-vasculaire, neurologie, rhumatologie, psychiatrie... Mais de même que le mouvement même tout petit, est ressenti par l'ensemble du corps, toute pathologie même localisée aura des répercussions sur l'ensemble de l'individu. Ainsi le principe de base du Trager s'adapte parfaitement à la dimension que quelconque maladie peut prendre en chacun de nous.

Alors j'aurais une préférence pour la prise en compte du trouble pathologique : douleur physique et/ou morale, handicap, déficience, dépendance, trouble du comportement, blessure narcissique ; ainsi nous restons dans l'holisme de la relation à l'autre et de sa propre relation à la maladie.
« Le soigné » ne doit pas s'attendre à recevoir un traitement au sens propre du terme mais plutôt un enseignement. Le praticien veillera à guider son client en l'accompagnant dans son trouble pathologique et en quelque sorte à le guider pour qu'il devienne son propre thérapeute grâce aux outils que la méthode met à sa disposition.

Mon expérience de médecin et de praticien Trager m'a permis de distinguer trois grandes catégories de pathologies selon le bénéfice que le Trager peut leur apporter (voir tableau)

✓Soit un bénéfice général.

Selon le principe que toute maladie affecte l'individu dans sa globalité et qu'elle peut parfois être l'expression d'un mal-être chronique, le Trager pourra apporter du bien-être, de l'espoir, de la confiance et soulager une certaine souffrance liée à la maladie et aux effets secondaires des traitements.

✓Soit un bénéfice spécifique.

Dans les cas où le Trager rejoint très profondément les mécanismes physiopathologiques qui sous-tendent l'apparition de certaines maladies, principalement neurodégénératives et du système locomoteur ainsi que dans les suites de traumatismes et dans les troubles où la composante du stress est au premier plan (asthme, anxiété...).

✓Soit pas de bénéfice.

Les contre-indications de la méthode Trager sont rares. Dans certaines affections son utilisation n'est pas recommandée, dans les maladies purement inflammatoires, infectieuses, très psychiatriques, les phlébites et les troubles de la coagulation.

En conclusion*, il est possible d'affirmer très clairement que le Trager peut être utilisé de façon très bénéfique dans le secteur de la santé ; on peut vraiment parler de thérapie et même de thérapeutique psychocorporelle.*
Bien sûr les maladies graves nécessitent des traitements médicaux importants et en aucun cas le Trager ne peut remplacer la médecine spécialisée mais il en est complémentaire.

✓ *Le praticien formé à la méthode Trager et porteur de ses valeurs est le pivot de cette thérapeutique complémentaire.*

✓ *Les professionnels médicaux pourront y découvrir de l'ouverture dans la prise en charge de leurs malades.*

✓ *Les clients et les patients trouveront ou retrouveront grâce au Trager, le bien-être corps-esprit, tellement important dans la prévention de la maladie et les moyens d'emprunter le chemin de la guérison."*
Dr Jean-Louis Marie, Trager et Pathologies.

BENEFICE GENERAL	***BENEFICE SPECIFIQUE***	***PAS DE BENEFICE***
Cancer, suite de chimiothérapie, *Addictions,* *Eczéma / psoriasis,* *Vertiges / acouphènes,* *Convalescence de toute maladie aigue ou chronique,* *Fin de vie.*	*Maladies neurodégénératives : Sclérose en plaques, Parkinson,* *Céphalées,* *Anxiété généralisée,* *Syndrome anxio-dépressif avec perte de confiance en soi,* *Asthme,* *Troubles musculo-squelettiques (TMS),* *Douleurs rachidiennes, cervicales et dorsolombaires,* *Polyarthrite et spondylarthrite en dehors des poussées,* *Syndrome post traumatique (y compris le traumatisme chirurgical).*	*Phlébites,* *Inflammations,* *Infections,* *Troubles de la coagulation,* *Artérite évolutive,* *Accident vasculaire cérébral récent.*

Tensions et crispations

Sur un plan plus strictement physique, le Trager est une aide précieuse pour diminuer les tensions et crispations du corps. Les douleurs du dos, du cou, sont le plus souvent dues à des tensions musculaires incontrôlées et excessives. Souvent dès la première séance, la personne a une sorte de révélation quand elle s'aperçoit que sa douleur n'était que tension, et qu'elle peut disparaître. La fatigue et les tensions du dos sont fréquentes chez les femmes enceintes, et le Trager apporte un réel soulagement.

Lorsqu'une personne est atteinte de la maladie de Parkinson, c'est comme par réflexe qu'elle essaie de maîtriser ses tremblements. Il en résulte une crispation qui vient limiter encore davantage ses capacités de mouvement : l'expérience de Milton et des praticiens a montré l'efficacité du Trager pour retrouver la capacité de relâcher les muscles, qui est une condition pour diminuer la rigidité et accroître la mobilité.

Dans le relâchement des muscles, la personne peut faire l'expérience que dans son corps tout se remet en place, permettant au corps de retrouver toute sa dimension :"J'ai grandi !" ou encore : "J'ai l'impression que tout respire !"..."Mes épaules osent trouver leur largeur !"...

En fait, c'est le niveau de tension physique chronique qui pourra se trouver abaissé. Prenons l'exemple du voilier : pour que le mât soit bien droit, il faut le tenir par des haubans. La tension des haubans doit être équilibrée : si je tends ceux de l'avant, le mât va pencher de ce côté et je devrai tendre aussi ceux de l'arrière pour le redresser. Le mât est droit quand les tensions sont équilibrées. Mais elles pourraient peut-être se trouver aussi bien équilibrées en tirant moins fort de tous les côtés. La colonne vertébrale ne pourrait-elle être, comme le mât, aussi droite et plus légère à la fois ? Voilà comment le Trager peut prévenir l'arthrose ou ralentir son évolution...

Quand on se rappelle par ailleurs que les tensions et le stress réduisent nos défenses immunitaires, on voit tout l'intérêt d'un tel travail sur soi.

Réponse réflexe

Milton Trager a travaillé très tôt auprès de personnes paralysées. Il a pu observer que la communication entre ses mains et les muscles de la personne pouvait s'établir, qu'elle pouvait devenir une sorte de communication avec des schémas inconscients, et que cette communication pouvait réveiller des tissus et des sensations endormies. Ainsi la jambe gravement accidentée d'une personne peut-elle se mettre à répondre au toucher et redonner une sensation qui était perdue... Ce genre d'effet est plus subtil et difficile à expliquer que les simples effets de relâchement des tissus. Quand ils existent, ils sont liés à la qualité de présence du toucher, dans le lâcher-prise. On peut aller dans le sens de la stimulation des réflexes, on peut voir se développer une plus grande conscience de son corps chez une personne, qui retrouve une mobilité inespérée... Les praticiens peuvent approfondir leur pratique dans ce sens en suivant des ateliers de formation spécifiques, mais le Trager est encore plus ici dans le ressenti, et il n'y a pas de "truc", de technique, ou de formule magique qu'on utilise "à volonté". Des résultats sont parfois surprenants, mais le praticien n'est pas un guérisseur.

On a l'âge de ses schémas

Le Trager est un travail d'éducation qui permet de rétablir des capacités du corps en agissant sur les schémas mentaux. Ceci est particulièrement visible dans le cas du vieillissement. Le Dr Jean-Louis Marie a donné un exemple de son expérience auprès des personnes âgées, avec le cas de Mme P., 86 ans.

"Le corps de Mme P. est d'un bloc. Assez grande, maigre et très sèche ; tout est rigidifié en elle, sans doute en lien avec son histoire difficile : elle était une employée de maison laborieuse, a perdu ses deux enfants de maladie et d'accident et elle décrit son mari comme un violent. Les douleurs font parties de sa vie et elle me les apporte à chaque consultation mensuelle.

Jusque là, pas de grandes difficultés dans notre relation de soigné à soignant... je peux accepter sa rigidité d'un bloc et accepte d'accueillir chaque mois ses douleurs qui témoignent de son "calvaire".

Mais Mme P. commence à tomber, en général en avant : histoire de marche, de trottoir, de descente de bus qui entraînent fracture de clavicule, de l'arcade sourcilière, d'un doigt de la main...

Aucune pathologie ne me paraît pouvoir expliquer sa rigidité qui s'accroît à chaque traumatisme. Elle marche à petits pas, courbée en avant en regardant ses pieds, son cou incliné à 45° vers la droite... et quand elle tombe elle se casse !

Heureusement Mme P n'est pas rigide dans sa façon d'entendre le travail psychocorporel que je lui propose avec le Trager.

Deux fois par mois elle accepte et reçoit une séance sur table à mon cabinet : bien sûr je lui propose plus de légèreté dans ses jambes mais surtout plus d'espace dans son thorax, sternum, épaules en reliant l'ensemble à son cou qui se libère en douceur au rythme de sa tête qui roule très légèrement dans mes mains de quelques degrés de droite à gauche. Le calme s'installe à chaque séance, elle exprime parfois avec émotion son manque d'affection.

Elle part des séances après quelques minutes de Mentastics avec des sensations nouvelles. "Je me sens plus droite et plus grande" et son regard se porte plus loin en avant. "Je suis plus large et plus ancrée dans le sol" et elle a réellement élargi son polygone de marche. "Je me sens déliée" et elle assure immédiatement avec beaucoup d'agilité la descente de l'escalier dans mon cabinet !

Mme P. ne pratique pas de Mentastics seule et donc tous les 6 mois environ, elle réclame une petite "cure de rappel" . Elle ne tombe plus jamais et 3 fois par semaine elle marche trois kilomètres pour aller au marché."

Le Dr Jean-Louis Marie tire quelques leçons de son expérience et nous redit ce qu'est ici la relation entre Trager et

Thérapie : "Ce travail n'a rien à voir avec la rééducation fonctionnelle, il a été question de rétablir un climat de confiance pour elle-même, d'amener dans son esprit conscient et inconscient un nouveau schéma de fonctionnement ; de changer de modèle psycho-corporel dans un climat de soutien et de confiance...Mme P. m'a aussi personnellement beaucoup apporté : j'ai encore appris à respecter sa façon d'être ; je n'ai jamais eu envie de lui enlever toute sa rigidité ; j'ai accepté sa façon d'être en bloc... j'ai simplement apporté du jeu et de l'espace dans son être. "L'intégration psychophysique est un travail tout en sensibilité et en empathie qui amène le client et le praticien à établir un rapport mutuellement enrichissant" .

"La question que nous voulons aborder ici est en fait la suivante : Le terme thérapeutique convient-il pour ce type de relation par le toucher ? La première réponse est Non... Mais quelques nuances sont à apporter : en effet si une personne âgée a un problème spécifique et si par le fait d'une approche corporelle utilisant le toucher, ce problème change pour le mieux, alors il devient possible de parler d'effet thérapeutique dans le sens global du terme. Dans un autre sens cependant, et surtout dans nos cultures, le mot thérapeutique implique une sorte de pouvoir du praticien sur le client. Dans une institution pour personnes âgées, le gériatre prescrit une thérapeutique... l'infirmière donne le traitement... Le vieillard reçoit le traitement, ou même Doit le prendre ! A l'opposé, dans une relation qui propose le toucher tel que nous l'avons décrit, c'est la personne âgée qui a le pouvoir... Alors les mots qui impliquent une hiérarchie ne conviennent plus... Autrement dit c'est d'amener le sujet âgé à se prendre en charge du mieux que possible, on lui suggère des choses et c'est lui qui prend, on ne fait pas de guérison ! Il est surtout important de partager, de communiquer cet esprit d'exploration de soi-même. L'objectif est de les aider à trouver les moyens d'être bien." (Dr Jean-Louis Marie, O.C.)

Intégration et mieux-être psychologique

Milton Trager avait dans un premier temps désigné sa méthode en l'appelant "Intégration Psycho-corporelle". Le travail de Trager n'est pas une méthode de relaxation que l'on emploierait pour se relaxer de façon temporaire. Ce qui est visé, c'est un processus d'intégration, qui consiste à inscrire en nous durablement une nouvelle façon d'être, qui est à la fois physique et psychologique. L'exemple précédent montrait déjà qu'il faut penser aux effets du Trager non seulement en termes de changements corporels, mais aussi et peut-être surtout en termes psychologiques.

Pour beaucoup, le Trager apporte un soulagement qui atteint les tensions de l'esprit à travers celles du corps. La réduction de somnifères ou de tranquillisants devient en quelque sorte le symptôme que quelque chose va mieux dans toute la personne. N'est-ce pas ce qu'exprime aussi P. lorsqu'après quelques séances, il annonce à son praticien un événement dans sa vie :"J'ai acheté des ciseaux à ongles."?

La personne fait l'expérience d'une sérénité qui est une prise de recul par rapport à ses problèmes, une distance intérieure qui lui rend la possibilité de faire face à ses émotions, de les accepter, de les gérer. Dans le travail sur sa sensation de lâcher-prise, elle se retrouve elle-même, elle retrouve une liberté intérieure.

Soigner les toxicomanes

B. Delille, éducateur, praticien Trager, a pu constater l'intérêt pour les toxicomanes du travail Trager, en centre de soins spécialisés :

"Lorsqu'une personne arrête la consommation d'une drogue dont elle est dépendante, elle doit affronter des difficultés majeures. Approche intermédiaire entre la médecine et la psychothérapie, le Trager apporte son concours pour soutenir une telle démarche.

Lutter contre la dépression. Dans une séance de Trager, le praticien donne toute son attention. La présence et la qualité du toucher atteignent le corps et l'esprit. Il accueille les réactions du patient sans juger. Cette relation humaine profonde et authentique lui redonne de l'importance et le réconforte. Elle aide à rompre avec la relation de méfiance et de rejet que le toxicomane suscite bien souvent. Il se sent écouté. La baisse du stress, le relâchement physique font diminuer l'envie irrépressible de consommer. Ils sont un moyen efficace de lutter contre les redoutables insomnies consécutives à l'abstinence.

"Retrouver des sensations plus fines. Du fait de l'accoutumance, les doses de drogue doivent être de plus en plus fortes pour être efficaces. A la longue, la personne perd les sensations subtiles : soit elle souffre massivement d'angoisse, de manque, soit elle est comme anesthésiée. Le rapport à soi-même et à autrui se réduit alors à la violence : "Je souffre", ou au silence : "Je ne sens rien". Le Trager oeuvre en dehors du défi souvent invoqué dans l'abstinence : "Avoir de la volonté". Il permet de retrouver des sensations et des émotions de plus en plus fines. Il facilite ainsi l'accès à la psychothérapie et à l'expression en général.

Améliorer sa santé physique. L'expérience du Trager, ressentie dans le corps de façon gratifiante conduit les patients à reprendre soin d'eux-mêmes. En complément des soins médicaux, il apporte des améliorations à de nombreux problèmes consécutifs à la pratique toxicomaniaque : circulatoires (injections répétées), respiratoires (produits utilisés), immunitaires (VIH, affaiblissement général), traumatiques (accidents, agressions), neurologiques (paralysies locales)...

S'autonomiser. Grâce aux Mentastics, le patient peut retrouver par lui-même les sensations éprouvées au cours de la séance, d'abord lorsque ça va bien, puis dans les moments difficiles de dépression ou de tentation de rechute. La pratique du Trager dans ce contexte porte ses fruits lorsqu'elle s'inscrit dans le long terme sous forme de périodes de quelques séances entrecoupées de pauses de plus en plus longues où le patient pratique les Mentastics."

Développement personnel

Le travail corporel Trager invite le corps et l'esprit à aller vers le lâcher-prise, mais ce n'est pas le lâcher-prise en tant que tel qui est finalement le but de ce travail. A mesure que s'approfondit l'état de relâchement, de nouvelles sensations se font jour, une nouvelle façon de sentir son propre corps. Fabienne Hirsch, praticienne et première instructrice européenne formée par Milton Trager, note qu'à travers cette sensation, c'est une nouvelle image intérieure de notre corps et de nous-même qui émerge : "J'ai découvert des similitudes de prise de conscience tant au niveau du ressenti corporel par le Trager, que par la symbolisation de la parole dans le cadre d'une analyse jungienne. Dans les deux cas, il y a émergence et réparation de l'image du corps. L'image du corps, contemporaine du début du moi, est une construction inconsciente qui se manifeste par ses effets. Par le ressenti comme par la parole, l'image du corps se répare dans la prise de conscience : notre action se libère, notre corps ressent mieux, jouit mieux, va mieux. C'est dans ses effets que l'on peut repérer sa construction, son amélioration. Cette réparation de l'image du corps nous fait être nous-même, nous fait être une personne debout. Plus elle se répare, plus ses effets se font sentir dans le comportement. Alors j'habite mon corps, je suis, je me sens être sujet faisant partie d'un ensemble." Certaines personnes reconnaissent bien leur expérience du Trager dans la comparaison de la chrysalide : une forme nouvelle se cherche et fait peu à peu son chemin à travers l'abandon de nos tensions. Au-delà des peurs et des résistances, il s'agit simplement d'être davantage soi-même.

Quelques brefs témoignages de personnes qui ont participé à un atelier de Trager animé par l'auteur à Douai, permettent d'évoquer toutes les richesses du vécu personnel qui peuvent s'offrir lorsqu'on entreprend un travail en Trager :

"Ce stage m'a beaucoup apporté dans la connaissance de mon corps en révélant les contractions latentes dont je n'avais pas conscience, mais il reste un long chemin à parcourir pour atteindre la décontraction idéale. C'est une prise de conscience de tous les instants."

"Au terme de ce bout de chemin fait ensemble, grâce au Trager, je pense avoir trouvé la clé qui a ouvert une porte, sur un grenier plein de souvenirs et d'émotions enfouis sous la poussière de nos habitudes et de nos principes, dans les tiroirs de nos rejets. J'avais besoin, à un moment de ma vie, de trouver ce havre de paix et de sérénité, en moi et par moi-même, pour trouver un tremplin nécessaire à un nouvel épanouissement... Attitudes intérieures envers les autres : accueil des personnes avec un préjugé favorable. Etre attentif et ouvert à ce que les autres attendent d'une relation avec moi. Ecouter avant de parler. Se donner un temps de réflexion, pour une réponse non impulsive, mieux adaptée, qui évitera certaines erreurs regrettables. Le corps étant plus relâché et l'esprit plus calme et détendu, réception moins douloureuse des personnes et des événements agressifs. Comportement et relation avec les autres (élèves, collègues) très améliorés."

"Envers soi-même : mieux s'aimer soi-même, s'accorder ce droit. Etre attentif à toutes nos envies de vivre (de bien vivre!) et faire le nécessaire pour qu'elles puissent "être". S'accorder des moments de calme physique, de ressourcement intérieur, s'accorder le droit d'être heureux, en dépit des malheurs des autres et à cause du malheur des autres, pour être mieux à même de les soulager, dans l'humble limite de nos possibilités."

"Sur le plan religieux : vivre à la lumière de l'Evangile et le Trager... cela m'a semblé un dilemme insoluble : "Aimez-vous les uns les autres comme je vous ai aimés, je suis venu pour servir et non pour être servi, se renoncer à soi-même, porter sa croix"... A la fin du stage cela me paraît tout à fait conciliable ; on ne vit pas l'Evangile à la force du poignet, mais plutôt en devenant semblable à de petits enfants, en comptant sur la grâce de Dieu et en faisant la volonté de Dieu qui est "doux et humble de coeur". Que d'erreurs, de déviations et de traumatismes inutiles ! Ce dernier point est pour moi très important. Je suis sûre que le Trager va modifier profondément ma vie ; il aura été une étape très marquante."

"Découverte et re-découverte des "noeuds" de tension de mon corps grâce à une perception plus bienveillante de celui-ci. Dans la vie quotidienne, les Mentastics sont (enfin!) devenus un moyen de reprendre contact avec mon corps dans les moments où je séjourne en continu dans ma tête, de stopper les "ruminations" stériles, et de me recentrer. J'ai été particulièrement aidée par des suggestions telles que le poids, la pesanteur, l'importance du sol qui me porte... On pourrait parler d'ancrage."

"J'ai découvert que nous avions tous un instrument merveilleux qui est notre corps, et surtout notre esprit, mais que nous en jouons mal. Nous n'utilisons que quelques touches alors qu'il y en a une multitude. Le même morceau de musique est tellement plus beau quand on utilise toute la gamme ! En ayant trouvé une "qualité de vie intérieure", je peux apprécier davantage encore ce qui va me mener à une qualité de vie extérieure, grâce à une meilleure écoute des autres."

Le Trager apparaît ainsi comme un chemin plein de promesses pour celui qui est à la recherche d'un mieux-être : prendre un peu de temps pour soi, être mieux dans sa peau, prendre le temps de se poser, de respirer, ne plus être de ceux qui courent sans jamais toucher terre... Ce sont plus que des métaphores. Tout cela se vit dans le corps et dans l'esprit, par le travail corporel le plus simple qui soit, celui où justement il n'y a rien à faire. Rien du tout.

La liberté procurée met en jeu la dimension spirituelle de la personne. A ce niveau-là, le Trager touche à ce qui est essentiel. Nous sommes confrontés à cet essentiel quand c'est notre existence même qui est en question. Le Trager peut être une forme de présence idéale dans l'accompagnement des personnes en fin de vie. Nous pouvons aussi penser à l'exemple de Monsieur R., octogénaire, très stressé par ses chimiothérapies. Une fois le chemin du lâcher prise ouvert, sa décision pouvait devenir plus sereine : cette chimio serait la dernière...

L'entourage aussi

Si je me sens mieux en moi, plus ouvert, plus libre, mon comportement risque de changer. Cela a donc des répercussions sur mon entourage. Mais il faut remarquer qu'au-delà de ces interactions que nous pouvons analyser, il y a des effets plus subtils.

Ainsi la remarque de P., enseignant, qui a dit un jour : "Le lendemain d'une séance, les élèves sont plus calmes". Sans doute, une part de ces effets n'est pas spécifique au Trager. Si je me calme moi-même, je serai moins réactif, et cela aura sans doute des effets positifs sur mon entourage. Mais le Trager, par le toucher du praticien, atteint en nous des éléments si profonds, hors de portée de notre volonté, que nous ne mesurons pas complètement les changements qui s'opèrent ; et ce que nous diffusons autour de nous de calme, de sérénité, de capacité à être disponible, d'ouverture, de tolérance va bien au delà de ce qui se passe lorsqu'il s'agit d'attitudes qui résultent simplement de notre volonté, de notre décision. Milton Trager l'avait remarqué : "*Quand tu en fais vraiment l'expérience, il émane de toi de telles vibrations de paix que ceux qui t'entourent en seront affectés. Ils répondront à tes vibrations. C'est une sensation merveilleuse que de sentir cette résonance*".

Devenir attentif aux autres

Evoquons un dernier apport de ce travail de Trager : l'attention à notre propre corps nous apprend à remarquer les tensions chez d'autres personnes. C'est dans la mesure où l'on devient sensible à cette démarche pour soi-même que tout un pan de la réalité vécue autour de nous se révèle. Il devient alors possible d'agir en conséquence aussi bien dans les rapports avec nos proches que dans la vie professionnelle : l'enseignant apprend par exemple à remarquer ce qui s'exprime de tensions, de stress chez ses élèves. La perception qu'il en a ne se limite plus à la dimension intellectuelle, elle intègre davantage la dimension corporelle. Cet enrichissement de sa perception développe ses compétences pour juger des situations et agir de façon plus appropriée.

Retour à Descartes

Pour conclure ce chapitre, un dernier coup d'œil vers le plus cartésien des philosophes. Dommage qu'il n'ait pas connu le Trager ! *"Il se faut entièrement délivrer l'esprit de toutes sortes de pensées tristes, et même aussi de toutes sortes de méditations sérieuses touchant les sciences, et ne s'occuper qu'à imiter ceux qui, en regardant la verdeur d'un bois, les couleurs d'une fleur, le vol d'un oiseau, et telles choses qui ne requièrent aucune attention, se persuadent qu'ils ne pensent à rien. Ce qui n'est pas perdre le temps, mais le bien employer ; car on peut, cependant, se satisfaire par l'espérance que, par ce moyen, on recouvrera une parfaite santé, laquelle est le fondement de tous les autres biens qu'on peut avoir en cette vie"* (à Elisabeth, juin 1645.)

6.

L'INSTITUT TRAGER® ET LA FORMATION

Le besoin d'un Institut

L'Institut Trager est né du besoin d'une structure pour organiser les stages que Milton Trager a animés à partir de 1975. Il fallait définir le mode de fonctionnement financier, assurer les inscriptions et réservations. Assez rapidement, il s'avéra nécessaire de protéger le travail de Milton Trager, de façon à ce que ce travail ne soit pas dénaturé par des personnes qui, après une formation, auraient présenté une pratique qui n'était pas fidèle à son enseignement, pouvant porter ainsi atteinte à sa réputation. L'Institut s'est chargé dès lors du développement du travail de Milton Trager par la mise en place de stages, de programmes de recherche, d'actions promotionnelles et favorisant les échanges entre praticiens, mais il s'est chargé aussi du maintien de la qualité de ce travail en définissant des critères de formation pour les praticiens.

L'association « Trager International »

En septembre 2001 l'association « Trager International » est crée pour prendre le relai de l'Institut Trager. En effet depuis le décès de Milton Trager en janvier 1997, cet institut ne correspond plus aux besoins des membres Trager dans le monde entier. Ainsi la nouvelle association internationale de Trager est fondée à partir des différentes associations nationales déjà existantes.

L'association française « Mouvement Trager France » créé en 1990 a participé activement à la mise en la mise en place de cette nouvelle organisation.

Marques de service

Pour protéger ce travail, les termes "Trager", "Mentastics" et le logo "Nuage Dansant" sont devenus des marques de service ou marques déposées, propriétés de l'Institut auquel Milton Trager a, dès le début, cédé ses droits pour que, par cette structure, l'oeuvre de sa vie ne soit pas dénaturée. Le but de ce dépôt de marque était que quiconque fait appel à une prestation de Trager soit assuré que cette dénomination corresponde bien à des normes. Si cela n'avait pas été le cas, n'importe qui aurait pu légalement se présenter comme praticien Trager ou dire que ce qu'il pratique est du Trager. Seules les personnes expressément autorisées par l'Institut Trager peuvent utiliser les termes "Trager", "Mentastics" et le logo "Nuage Dansant". Cela implique que l'Institut ait connaissance de ces personnes, qu'elles soient donc membres de l'Institut, et qu'elles fassent la preuve de la qualité de leur travail, ce qui est nécessaire pour que l'Institut puisse cautionner leur pratique. De ce fait, les praticiens Trager sont soumis à un contrôle annuel de la qualité de leur travail, et leur autorisation à utiliser la marque Trager doit être renouvelée annuellement. Une personne qui a été nommée praticien et qui n'aurait plus de contacts avec l'Institut perd le droit de présenter son travail comme du Trager et des Mentastics. Ce n'est pas la formation initiale qui garantit à vie que le travail accompli est conforme à l'esprit et à la pratique normale du Trager. La stricte application de cette règle permet aux personnes qui font appel à un praticien habilité d'avoir une garantie quant à la nature (est-ce vraiment du Trager ou un mélange de diverses techniques ?) et à la qualité de la prestation (qualité qui sera toujours liée à l'expérience du praticien, mais le titre de praticien garantit par lui-même un minimum d'authenticité du travail).

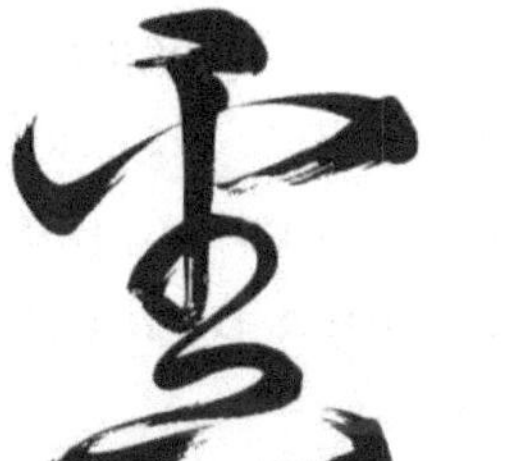

La calligraphie chinoise réalisée par Al Chung-liang Huang et qui sert de logo au Trager signifie « un nuage qui danse ».

La formation des praticiens

Comment devenir praticien Trager ?

Un comité d'enseignement constitué au sein de Trager International définit un cursus de formation harmonisé pour tous les pays. Ce cursus se présente comme une succession de stages que le stagiaire Trager doit suivre : l'inscription elle-même à ce cursus suppose déjà une expérience de Trager sous la forme de séances reçues d'un praticien, de participation à un stage d'initiation/découverte, ou à des ateliers de Mentastics. La recommandation d'un praticien est demandée.

Le premier stage, **niveau 1**, dit "Beginning", dure 6 jours (48 heures de formation) et constitue le début de la première étape : le stagiaire est invité à recevoir des séances (au moins 10) et à en donner (au moins 30) pour mettre en pratique ce qu'il a fait lors de son stage. La vérification des acquisitions par des tuteurs, praticiens expérimentés habilités pour cela par l'Institut, lui permet de s'inscrire à l'étape suivante.

Le stage suivant, **niveau 2**, dit "Intermédiate", dure 6 jours et débute la deuxième étape. Il est suivi d'exigences analogues à la première étape.

Avant de pouvoir être certifié praticien, le stagiaire devra avoir suivi, au cours des deux étapes précédentes, deux formations de 3 jours en anatomie du mouvement liée à la pratique du Trager. La qualification de praticien est accordée sur recommandation d'au moins deux tuteurs différents. Mais la formation n'est pas terminée, car pendant les premières années, le nouveau praticien est astreint à suivre des formations complémentaires. L'importance de ces formations complémentaires amène à poser la question de savoir dans quelle mesure elles ne devraient pas être intégrées progressivement à la formation initiale. Ainsi il a été décidé que le stage "Praticien 1" des nouveaux praticiens ferait dorénavant partie de la formation initiale à partir de janvier 2000.

Ce stage devient ainsi le **niveau 3**, il dure 5 jours et prépare le stagiaire à exercer de façon professionnelle.

Ce cursus théorique (on peut le trouver sur le site Internet de Trager international) ne fait sans doute pas assez clairement ressortir les enjeux essentiels de la formation, mais les chapitres précédents en ont sans doute donné une idée. Même lorsque les stagiaires Trager sont des professionnels expérimentés dans d'autres pratiques corporelles, il n'est pas facile d'apprendre ce qui est justement l'essence du Trager, le non-faire. La formation est un travail de développement personnel, et il n'est pas rare de voir des stagiaires répéter l'une ou l'autre étape, selon le besoin d'intégration ressenti. Par ailleurs, divers ateliers optionnels permettent aux praticiens d'approfondir leur formation dans telle ou telle direction, et un travail complémentaire plus psychologique est recommandé pour se préparer à faire face aux aspects émotionnels du travail corporel.

Le toucher et la déontologie

Etre en présence d'une pratique de toucher peut représenter une forme de proximité qui renvoie à des peurs, des réticences. Se laisser ainsi approcher n'est pas chose courante dans nos sociétés, même parfois avec ceux que nous appelons "nos proches". Tous les praticiens des techniques corporelles le savent bien : on acceptera plus facilement des pratiques corporelles où l'on ne se touche pas, où l'autre reste à distance. On voit ainsi certaines institutions accorder volontiers des formations permanentes en yoga ou sophrologie, mais refuser des formations du type Trager, même à des personnels soignants, parce que le toucher est suspect, comme s'il s'agissait d'empêcher une dérive dangereuse !

Il est vrai que la séance de Trager peut "toucher" beaucoup, et peut ouvrir à des émotions profondes. L'approche du corps peut suggérer une certaine intrusion dans l'intimité, et évoquer des émotions en rapport avec notre sexualité.. "Si quelqu'un me touche, que va-t-il me faire ?" signifie sans doute : "Qu'est-ce que cela va me faire ?". Dans le cas du Trager, l'intervention du praticien procure une détente, un bien-être qui sont un état de plaisir très agréable. La douceur et l'attention dont notre corps est l'objet peuvent être sources d'émotions spécifiques, mettant en jeu ce que nous sommes profondément, la manière dont nous vivons nos relations aux autres, y compris dans le domaine de la sexualité. Cet aspect doit être pris en compte : le toucher qui est recevable est celui qui est respectueux et non-intrusif. Comme n'importe quel toucher médical, le toucher Trager se limite à un "toucher du corps" même si celui-ci est envisagé dans sa globalité, même s'il s'agit d'atteindre la racine des tensions dans l'inconscient. Il n'est pas, dans son intention, un "toucher de la personne" visant à susciter des émotions. Celle-ci est invitée à s'approprier sa sensation, l'état de son corps, et non à vivre une relation avec son praticien ou thérapeute. Lorsque des émotions de cette nature surviennent, elles relèvent de ce qu'on appelle le transfert. C'est là un phénomène normal, et c'est pour cela que toute relation thérapeutique - et ici le praticien Trager est concerné au même titre que tout médecin, psychologue, ou personnel de santé - s'accompagne d'une déontologie qui interdit toute relation sexuelle. Une distance existe de toutes façons dans la pratique du Trager, celle qui est intégrée dans la technicité même du geste. Le Dr Jean-Louis Marie note :"Le toucher thérapeutique est simultanément érotisant et castrant, puisqu'il interdit l'excitation sexuelle tout en impulsant un mouvement vers autrui. Il sollicite la pulsion mais lui donne forme et limite ; il la canalise devenant ainsi contenant, donc sécurisant... Sécurisant pour la personne âgée d'une part et aussi pour le soignant en gérontologie d'autre part, pour qui le corps âgé peut s'identifier au corps parental avec l'interdit sexuel qu'il représente ! Au total, l'intention du thérapeute se traduit par une séduction "bien tempérée" qui amène le sujet entre sécurité et sexualité. Il est bien question d'éthique et nous la résumerons dans cette phrase : "un toucher peut être très proche, très doux, très tendre, s'il respecte la règle de globalité et d'enveloppement, dans une dimension d'accueil et de respect du sujet".

Il y a une sorte de pudeur qui peut intervenir également, pas nécessairement en relation avec ces émotions dont nous parlions plus haut, parfois liée à des aspects culturels, et qui incite une personne à ne pas se découvrir aussi bien corporellement que psychologiquement. Ce peut être aussi parfois une certaine honte de montrer une partie de son corps que l'on n'aime pas. Cette pudeur est éminemment respectable. Dans le sens du respect du sujet avec ses pudeurs et ses réserves, le Trager a un avantage sur les autres pratiques corporelles de massages puisque le praticien peut aussi laisser ses mains dialoguer avec les muscles sans que la personne soit forcément dévêtue, et le travail des mouvements Mentastics peut se faire sans recourir au toucher.

Un code de déontologie a été défini. La qualification de praticien Trager n'est accordée par l'Institut Trager qu'à la condition de s'engager formellement à respecter les règles de déontologie de l'Institut : en voici quelques unes :

"Les Praticiens évaluent leur propre niveau, leur capacité, leur savoir, de façon à éviter d'induire en erreur ou de faire du tort à une personne : sur les plans physique, émotionnel, social, financier ou autre."

"Les Praticiens ne doivent pas exercer quand leurs capacités sont altérées par l'usage d'alcool ou de drogue, par de fortes attirances, des implications ou des bouleversements émotionnels. "

"Les praticiens considèrent comme confidentielle toute information reçue dans le cadre professionnel. Aucune information recueillie dans un tel contexte ne sera divulguée sous une forme permettant de reconnaître l'identité de la personne, si ce n'est avec son accord."

"Les Praticiens n'utilisent pas leurs relations professionnelles pour satisfaire leurs intérêts financiers ou sexuel, ni promouvoir leurs convictions religieuses ou politiques."

Par les programmes de formation et les règles de déontologie qu'il pose, l'Institut Trager assure la diffusion de l'œuvre de Milton Trager dans les meilleures conditions, et protège les praticiens aussi bien que les personnes qui font appel à eux.

Conclusion

RENSEIGNEMENTS PRATIQUES :

Comment pratiquer ?

Si vous souhaitez découvrir le Trager, prenez contact avec un praticien.
Vous pourrez :

- avoir une expérience du travail sur table et des Mentastics,
- participer à des ateliers de Mentastics en groupes animés par certains praticiens,
- participer à des journées d'introduction, comportant la découverte et l'initiation aux Mentastics et aux principes de base du Trager.

Ces premières découvertes pourront donner à certains le désir de se former pour devenir praticiens. Des formations sont régulièrement organisées. Pour accéder à la formation de praticien, la recommandation d'un praticien est nécessaire.

Adresses

En France :
Pour tous renseignements, s'adresser à l'association des praticiens français, le Mouvement Trager France, qui est en lien avec Trager International. Il pourra vous communiquer les adresses des praticiens et les dates et modalités de la formation.

Tout est inscrit sur le site Internet : **http://www.tragerfrance.com**

Des informations sont également disponibles sur le site Internet de l'Association douaisienne "La Relâche" animée par l'auteur Maurice Kriegel :

site : http://asso.nordnet.fr/larelache e-mail : larelache@nordnet.fr

Au Canada : www.trager.ca

Et Association québécoise www.tragerquebec.com

En Suisse : www.trager.ch

En Grande Bretagne : www.trager.co.uk

En Allemagne : www.trager.de

En Italie : www.trager.it

En Autriche : www.trager.at

En Suède : www.trager.se

En Espagne : www.trager.es

En Hollande : www.trager.nl

En Finlande : www.trager.fi

En Israël : www.israel-trager.org

Aux Etats Unis : www.tragerus.org

Dans le monde entier :

Consulter le site de Trager International :
http://www.trager.com

A lire en complément :
« à mon corps, je dis oui »
les mouvements du Dr Trager
Auteur : Dr Milton Trager
Editions Le Souffle d'Or